国家卫生健康委员会"十三五"规划教材配套教材

全国高等学校配套教材

供基础、临床、预防、口腔医学类专业用

人体寄生虫学 实验指导

第3版

主　编　李朝品　程彦斌

副主编　张　浩　杨毅梅　杨　静　徐文岳　彭鸿娟

编　者　（以姓氏笔画为序）

司开卫（西安交通大学医学部）　　朱　锋（陆军军医大学）

刘登宇（广西医科大学）　　　　　李士根（济宁医学院）

李朝品（皖南医学院）　　　　　　杨　静（首都医科大学）

杨毅梅（大理大学医学院）　　　　吴　伟（北京大学医学部）

何　蔼（中山大学中山医学院）　　张　浩（齐齐哈尔医学院）

陈　艳（贵州医科大学）　　　　　陈盛霞（江苏大学医学院）

赵金红（皖南医学院）　　　　　　段义农（南通大学医学院）

姜　鹏（郑州大学医学院）　　　　徐文岳（陆军军医大学）

梁韶晖（温州医科大学）　　　　　彭鸿娟（南方医科大学）

程训佳（复旦大学上海医学院）　　程彦斌（西安交通大学医学部）

湛孝东（皖南医学院）

人民卫生出版社

图书在版编目（CIP）数据

人体寄生虫学实验指导 / 李朝品，程彦斌主编. --
3 版 . -- 北京：人民卫生出版社，2018

全国高等学校五年制本科临床医学专业第九轮规划教
材配套教材

ISBN 978-7-117-27048-9

Ⅰ. ①人… Ⅱ. ①李…②程… Ⅲ. ①医学 – 寄生虫
学 – 实验 – 高等学校 – 教学参考资料 Ⅳ. ①R38–33

中国版本图书馆 CIP 数据核字（2018）第 196093 号

人卫智网	www.ipmph.com	医学教育、学术、考试、健康， 购书智慧智能综合服务平台
人卫官网	www.pmph.com	人卫官方资讯发布平台

人体寄生虫学实验指导
第 3 版

主　　编：李朝品　　程彦斌
出版发行：人民卫生出版社（中继线 010-59780011）
地　　址：北京市朝阳区潘家园南里 19 号
邮　　编：100021
E - mail：pmph @ pmph.com
购书热线：010-59787592　010-59787584　010-65264830
印　　刷：三河市尚艺印装有限公司
经　　销：新华书店
开　　本：787×1092　1/16　　印张：8　　插页：8
字　　数：210 千字
版　　次：2006 年 6 月第 1 版　　2018 年 10 月第 3 版
　　　　　2024 年 1 月第 3 版第 3 次印刷（总第 5 次印刷）
标准书号：ISBN 978-7-117-27048-9
定　　价：25.00 元

前　言

　　《人体寄生虫学》是高等医药院校基础医学的主要课程之一,是实践性较强的学科。本教材适用于基础医学、临床医学、护理学、预防医学、医学检验、口腔医学和临床药学等专业,亦可供从事与医学寄生虫学相关的教学科研、公共卫生和疾病控制的师生及医师们在工作中参考。

　　《人体寄生虫学实验指导》第3版是第七届全国高等学校五年制本科临床医学专业教材评审委员会和人民卫生出版社组织编写的《人体寄生虫学》第9版的配套教材,内容包括四个部分及一个附录。第一部分实验总则,主要介绍实验室规则和实验注意事项等。第二部分为实验指导,编排顺序参照《人体寄生虫学》第9版,内容分为医学原虫、医学蠕虫、医学节肢动物、综合实验和创新实验。第三部分为寄生虫感染的实验室检查,内容分为病原学检查、免疫学检查、分子生物学检查。文末为实验教学标本彩图,即第二部分实验内容的彩色插图。附录为常用固定液、保存液、染色液和封固液的配制。

　　第3版实验指导针对配套教材的实用性,在第2版的基础上进行了修订,删除了与理论教材相同的图表等,增加了综合实验、创新实验和寄生虫感染的实验室检查等内容,旨在促进学生系统学习人体寄生虫学,全面掌握常见人体寄生虫形态特征和寄生虫感染实验诊断的基础知识。本教材增加了部分标本彩图,让学生能较全面地了解与主干教材相对应的寄生虫标本,以强化实验教学效果。附录为常用固定液、保存液、染色液和封固液的配制,供本科生参与本学科科研活动(如大学生创新创业项目,科研兴趣小组课题)时参考,也可作为有关人员进行教学及科研活动的参考资料。本教材包括12个实验,其中综合实验和创新实验各校可根据具体情况选择实验内容。本教材与主干教材内容互补,相得益彰。

　　本教材编写过程中,主要参考了《人体寄生虫学要点解析与实验指导》第2版(沈继龙主编)、《医学寄生虫学实验指导》(殷国荣主编)、《人体寄生虫学彩色图谱》(陈建平、王光西主编)、《人体寄生虫学图谱》(乔继英、程彦斌主编)、《人体寄生虫学》第3版(吴观陵主编)、《人体寄生虫学》第8版(诸欣平、苏川主编)、《人体寄生虫学学习指导》(李朝品、王中全主编)、《人体寄生虫学实验研究技术》和《医学节肢动物学》(李朝品主编)、《医学寄生虫图鉴》(李朝品、高兴政主编)、*Atlas of Human Parasitology*(R. Ash. Lawrence and C. Orihel. Thomas)、*Markell and Voge's Medical*

Parasitology（D. T. John，W. A. Petri）等书刊。本书第三部分的实验教学标本彩图（照片）来源于作者拍摄、同行专家馈赠，或精选于国内书刊。在此一并表示衷心感谢。

由于编者水平有限，书中瑕疵在所难免，恳请读者批评指正。

李朝品　程彦斌
2018 年 6 月

目 录

第一部分　实验总则 ······································· 1

　　一、实验室规则与注意事项 ·························· 1

　　二、实验内容与要求 ································· 2

　　三、光学显微镜的使用及注意事项 ·················· 2

　　四、寄生虫标本的类别与技术操作 ·················· 5

　　五、实验报告撰写与绘图方法 ······················ 7

第二部分　实验指导 ······································· 9

　实验一　叶足虫、鞭毛虫 ································ 9

　　一、溶组织内阿米巴及其他消化道阿米巴 ············· 9

　　二、致病性自生生活阿米巴 ························ 11

　　三、杜氏利什曼原虫 ······························ 11

　　四、锥虫 ··· 12

　　五、蓝氏贾第鞭毛虫 ······························ 13

　　六、阴道毛滴虫 ·································· 14

　　七、其他毛滴虫 ·································· 14

　实验二　孢子虫 -1 ································· 16

　　疟原虫 ··· 16

　实验三　孢子虫 -2、纤毛虫 ························ 19

　　一、刚地弓形虫 ·································· 19

　　二、隐孢子虫 ····································· 20

　　三、其他孢子虫 ·································· 20

　　四、结肠小袋纤毛虫 ······························ 22

　实验四　吸虫 -1 ··································· 23

　　一、华支睾吸虫 ·································· 23

　　二、布氏姜片吸虫 ································· 24

三、肝片形吸虫 ···································· 25

四、并殖吸虫 ······································ 26

五、其他人体寄生吸虫 ···························· 27

实验五　吸虫 -2 ···································· 29

日本血吸虫 ·· 29

实验六　绦虫 ·· 33

一、曼氏迭宫绦虫 ································ 33

二、阔节裂头绦虫 ································ 34

三、链状带绦虫 ·································· 35

四、肥胖带绦虫 ·································· 36

五、亚洲带绦虫 ·································· 37

六、微小膜壳绦虫 ································ 37

七、缩小膜壳绦虫 ································ 38

八、细粒棘球绦虫 ································ 38

九、多房棘球绦虫 ································ 39

十、犬复孔绦虫 ·································· 39

十一、其他人体寄生绦虫 ························ 40

实验七　线虫 -1 ···································· 42

一、似蚓蛔线虫 ·································· 42

二、毛首鞭形线虫 ································ 43

三、蠕形住肠线虫 ································ 44

四、十二指肠钩口线虫和美洲板口线虫 ·········· 44

五、粪类圆线虫 ·································· 46

六、广州管圆线虫 ································ 46

实验八　线虫 -2、猪巨吻棘头虫 ···················· 48

一、旋毛形线虫 ·································· 48

二、班氏吴策线虫和马来布鲁线虫 ················ 49

三、其他人体寄生线虫 ···························· 50

四、猪巨吻棘头虫 ································ 51

实验九　医学节肢动物(昆虫) ························ 53

一、蚊 ·· 53

二、白蛉 ·· 55

三、蠓 ·· 56

四、蚋 ·· 56

五、虻 ·· 56

六、蝇 ·· 57

七、蚤 ·· 58

八、虱 ·· 59

九、臭虫 ·· 59

十、蜚蠊 ·· 60

十一、毒隐翅虫 ··· 60

实验十　医学节肢动物(蜱螨) ··· 62

一、蜱 ·· 62

二、革螨 ·· 63

三、恙螨 ·· 63

四、蠕形螨 ·· 64

五、疥螨 ·· 65

六、粉螨 ·· 66

七、尘螨 ·· 66

实验十一　综合实验 ·· 68

一、肠道寄生虫感染的粪便检查 ·· 68

二、蚊解剖与疟原虫卵囊和子孢子标本的制作 ·· 74

三、蚊体内丝虫各发育期的鉴定与标本制作 ··· 77

实验十二　创新实验 ·· 80

一、伯氏疟原虫人工感染与血涂片制备和镜检 ·· 80

二、日本血吸虫病动物模型的建立及检验方法 ·· 83

三、旋毛虫病动物模型的建立及病原学检查 ··· 85

第三部分　寄生虫感染的实验室检查 ··· 87

一、病原学检测 ··· 87

二、免疫学检测 ··· 91

三、分子生物学检测 ··· 97

附录　常用固定液、保存液、染色液和封固液 ·· 101

主要参考文献 ··· 119

实验教学标本彩图 ·· 121

实验一　叶足虫、鞭毛虫的彩色插图 ·· 121

实验二　孢子虫-1的彩色插图 ·· 123

实验三　孢子虫-2、纤毛虫的彩色插图 ·· 124

实验四　吸虫-1的彩色插图 ·· 125

实验五 吸虫 -2 的彩色插图 ··· 126

实验六 绦虫的彩色插图 ·· 127

实验七 线虫 -1 的彩色插图 ··· 130

实验八 线虫 -2、猪巨吻棘头虫的彩色插图 ······························· 132

实验九 医学节肢动物（昆虫）的彩色插图 ································· 133

实验十 医学节肢动物（蜱螨）的彩色插图 ································· 135

实验十一 综合实验的彩色插图 ·· 136

实验十二 创新实验的彩色插图 ·· 136

第一部分　实验总则

实验内容 -

一、实验室规则与注意事项

二、实验内容与要求

三、光学显微镜的使用及注意事项

四、寄生虫标本的类别与技术操作

五、实验报告撰写与绘图方法

人体寄生虫学是临床医学、基础医学、预防医学和口腔医学等专业重要的专业基础课,其实验教学是人体寄生虫学教学的重要组成部分,通过实验教学可加深对理论知识的理解,巩固所学基本知识,为临床课程的学习奠定基础;同时训练学生的实验操作技能,培养学生临床思维和创新意识。因此,通过实验教学,必须使学生掌握常见人体寄生虫的形态鉴别要点,以及常见寄生虫病的诊断技能和操作方法,培养学生严谨的学风、理论联系实际的科学态度和独立开展工作的创新能力。

一、实验室规则与注意事项

实验室是训练学生实践能力、培养创新意识的重要平台。在实验室内,学生在老师的指导下,通过实验技术操作和标本观察,进一步理解、巩固和掌握理论课内容,掌握诊断寄生虫病的基本技能。要达到以上实验教学的目的,学生必须严格遵守纪律,遵守实验室的各项规章制度,以保证实验教学质量。

1. 上实验课前,要按照教学进程提前预习实验内容,做好上实验课的准备。

2. 上实验课时,不迟到、早退和无故缺课,有病或有事应向任课教师请假,进入实验室须穿白大衣。

3. 进入实验室后,要认真检查所用设备、器材、标本等是否完好、齐全,如有缺损应及时向教师报告,不得随意调换仪器和标本等。

4. 若实验材料是具有感染性的病原体时必须在Ⅱ级生物安全实验室内操作,并严格遵守操作规程,注意个人防护。实验后应将具感染性的病原体或含有病原体的物品、动物尸体及排泄物放在指定的地方,严禁随意丢弃。应注意实验安全和环境保护。

5. 实验时,必须严格遵守实验室规则,爱护设备、器材和标本,严格按实验指导要求循序进行,并做好记录。借助显微镜观察标本时,注意调节光源和焦距,以免压坏标本。肉眼观察的大体示教标本,不要随意移动,以免影响其他人观察。

6. 学生在实验室内不做与本实验无关的事情。实验过程中严禁喧哗或随意走动,保证实验室的良好秩序。实验课结束前不得擅自离开实验室。

7. 保持实验室整洁,实验课结束后,学生应清理实验台,检查标本、器材,送还标本并按原位放好,值日学生应做好实验室清洁,关好水、电、门、窗后再离开。

8. 实验室若发生事故,应及时报告。发生重大事故时,必须及时抢救受伤人员,尽力阻止事态扩大,并保护好事故现场。

（李朝品）

二、实验内容与要求

（一）实验内容

人体寄生虫学的实验内容主要包括标本观察、实验操作和教学录像三部分,须根据实验内容完成实验报告。

1. 观察标本　根据教学目的和要求不同分为两种形式。

（1）标本观察:观察教学大纲要求的常见人体寄生虫或能够引起严重危害的寄生虫诊断期的形态结构,要求掌握其特点,为寄生虫病的病原学诊断和鉴别诊断奠定基础。

（2）标本示教:主要包括常见寄生虫各期形态、中间宿主、传播媒介、病理液浸标本等,要求熟悉相关内容,目的是加深理解相应寄生虫的形态、生活史和致病;同时,也包括少见或罕见寄生虫及其病理液浸标本,目的是了解相关寄生虫及其对人类的危害。

2. 实验操作　以综合性实验为主,目的是培养学生的动手能力、综合分析问题、鉴别辨识的能力,同时使学生熟悉病原学诊断的流程或加深理解寄生虫的生活史过程。

3. 观看录像　观看简短的教学录像片,帮助学生复习理论课教授的知识,起到温故知新的作用,或通过观看教学录像帮助学生自学相关内容,或通过观看教学录像帮助学生熟悉实验教学内容及实验操作的流程和注意事项。

（二）实验课程要求

为了达到实验教学的目的,要求学生做到以下几点:

1. 提前预习实验内容和相关知识　在课前,应认真预习实验指导以及复习理论教材的有关章节,必须对该次实验的内容、目的与要求、操作方法有一定的了解。

2. 认真观看录像　一般在每次实验开始前,先看录像,以了解实验内容,包括相关的寄生虫和寄生虫病以及实验操作等。

3. 注意听讲　教师一般仅对该实验内容的安排及注意事项进行讲解,让学生有充分的时间按实验指导的要求进行独立操作与观察。

4. 独立操作与观察　在实验中要按实验指导认真操作,仔细观察,做好记录。有关基本技能的训练,要按操作程序反复练习,以达到一定的熟练程度。

5. 重视示教内容　标本示教内容包括了少见或罕见寄生虫标本以及中间宿主或病理液浸标本,其目的是使学生在实验课的有限时间内有获得更多知识的机会,同时加深对常见寄生虫生活史和致病的理解。

6. 实验报告　实验报告包括实验目的、材料与方法、结果讨论等项目。实验结果中应包含辨识寄生虫模式图、标识寄生虫具有鉴别价值的结构名称、绘制与诊断相关的寄生虫生活史阶段的点线图等内容。通过完成实验报告,帮助学生巩固知识点,培养学生发现问题、总结问题和解决问题的能力,为今后的临床知识学习奠定基础。要求学生认真完成实验报告,并认真阅读教师批改后的实验报告,不断提高实验教学质量。

三、光学显微镜的使用及注意事项

光学显微镜根据用途分为普通型、特种型和高级型三型。普通型用于一般的教学和科研,是最常用的一种类型,也是人体寄生虫学实验教学所用的常规仪器。特种型主要用于科学研究,如倒置显微镜、偏振光显微镜、荧光显微镜、暗视野显微镜等。高级显微镜主要用于研究,如万能显微镜可以观察的同时进行摄像录像等。随着技术的进步,各种显微镜均可配置图像控制器(charge coupled device,CCD)。

(一) 普通光学显微镜的结构

普通光学显微镜由机械部分和光学部分组成,简单地讲,主要由目镜、物镜、聚光镜和光源四部分组成(图 1-1-1)。

1. 物镜　一般的显微镜至少带有三个物镜:①低倍镜:放大倍数为 10 倍,用 ×10,或 10:1 表示。②高倍镜:放大倍数为 40 倍,用 ×40,或 40:1 表示。③油镜:放大倍数为 100 倍,用 ×100,或 100:1 表示。

2. 目镜　目镜是观察者眼睛观测标本结构的窗口,一般放大倍数为 10 倍,镜下物像的放大倍数为物镜放大倍数乘目镜放大倍数,如低倍镜下的总的放大倍数为 10×10(100 倍),高倍镜下为 40×10(400 倍),油镜下为 100×10(1000 倍)。

3. 聚光镜　又名聚光器,位于载物台下方,主要用于调节光线的强弱、修饰光源的照明质量。聚光镜的高低可以调节,同时其中的孔径光栏也可以调节大小。需要注意的是,适当降低聚光镜并通过孔径光栏、降低亮度可以提高显微镜的分辨率,观察到寄生虫标本很细微的结构,使观察物的层次感更加清楚。

4. 光源　目前所用普通光学显微镜基本上都是采用电光源,光源经过聚光镜后聚在被检物上,光的强弱受电压的调节,使用方便。

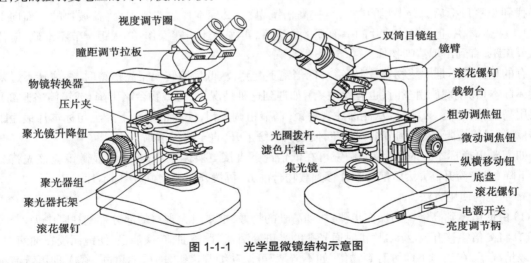

图 1-1-1　光学显微镜结构示意图

(二) 光学显微镜的使用与维护

1. 低倍镜

(1) 检查:右手握紧镜臂,左手托住底盘,轻轻放在实验桌上。先检查显微镜各部件有无缺损,如发现有损坏或性能不良者,立即报告教师请求处理。

(2) 准备:将显微镜放于操作者前方略偏左侧,转动粗调焦钮,将载物台略下降(或镜筒略升高),使物镜与载物台的距离加大。再旋转物镜转换器,将低倍镜对准载物台中央的通光孔(可听到"咔哒"声)。

(3) 对光:打开光圈,上升聚光器,双眼向目镜内观察,同时调节亮度旋钮(非电光源显微镜有反光镜,调节反光镜的方向,反光镜的平面镜易把其他景物映入视野,一般用凹面镜对光),直到视野内光线明亮均匀为止。

(4) 放标本片:标本片的盖片向上,将标本片放到载物台前方,然后推到物镜下面,用弹簧夹夹住标本片,然后把要观察的部分移到通光孔的正中央。

(5) 调节焦距:从显微镜侧面注视物镜镜头,同时旋转粗调焦钮,使载物台缓慢上升(或镜筒下降),当低倍镜头与玻片之间的距离约 5mm 时,从目镜观察视野,左下慢慢转动粗调焦钮,使载物台缓慢下降(或镜筒缓缓上升),直至视野中出现物像为止。如物像不太清晰,可转动细调焦钮,使物像更加清晰。调节焦距时,要认清物镜的放大倍数,不同放大倍数,物镜的工作距离不同。

如果按上述操作步骤仍看不到物像,可能由以下原因造成:①转动调焦钮太快,超过焦点,应按上述步骤重新调节焦距;②物镜没有对正,重新对正后再观察;③标本没有放到视野内,应移动标本片,寻找观察对象;④光线太强,尤其观察比较透明的标本片或没有染色的标本时,易出现这种现象,应将光线略调暗一些再观察,在调节光线时,应重视聚光器的重要作用。一般来说,物镜的放大倍数越小,聚光器的位置越低,距离载玻片越近。

2. 高倍镜的使用

(1) 依照上述操作步骤,先用低倍镜找到清晰物像。

(2) 将需要观察的部分移到视野中央。

(3) 眼睛从侧面注视物镜,用手移动物镜转换器,换高倍镜。

(4) 眼睛向目镜内观察,同时微微上下转动细调焦钮,直至视野内看到清晰的物像为止。

按上述操作仍看不到物像时,可能由下列原因造成:①拟观察的部分不在视野内,应在低倍镜下寻找到观察目标后,移到视野中央,再换高倍镜观察;②标本片放置错误(将盖玻片的一面向下放置),应把标本片上的有盖玻片的一面朝上放置后,再按上述步骤操作;③焦距调节不准确,应仔细调节焦距,直到出现清晰物像。

有的显微镜不是原装物镜,高倍镜与低倍镜不配套,从低倍镜转换至高倍镜时,往往转不过来或撞坏标本(物镜螺旋滑丝时,也有此现象),如遇到这种情况,可将载物台略下降(或镜筒略升高),直接用高倍镜调焦。方法是:从侧面注视物镜,调节粗调焦钮,使高倍镜头下降至与标本片最短距离,再观察目镜视野,慢慢调节细调焦钮,使镜头缓缓上升,直至物像清晰为止。

如需要更换标本片时,原装显微镜可在低倍镜下直接更换标本片;非原装显微镜应该先将载物台下降(或镜筒升高),然后把标本片移到载物台前方,再拨开压片夹,取出标本片。

3. 油镜的使用方法

(1) 由低倍镜到高倍镜的操作步骤,找到清晰的物像,把要放大观察的部分移到视野中央。

(2) 将高倍镜移开,在标本片正对通光孔的光斑处滴 1 滴香柏油,转换油镜,使镜面浸在油滴中。在一般情况下,在油镜下即可看到物像,如不清楚,可调动细调焦钮(前后不超过一圈),即可看清物像。如物像不清楚或层次感不强,应按下述步骤重新操作。

(3) 找到物像后,再调节聚光器和光源调节钮,选择最适光线(聚光器应上升到最高处,光圈适当调大)。

(4) 油镜使用完毕后,下降载物台(或上升物镜)约 10mm,把物镜转到一侧,用擦镜纸把镜头擦净。油镜的正确擦拭是:先用干净擦镜纸(通常用双层)擦去镜头上的香柏油,再用滴少许二甲苯(或混合比例为 7 : 3 的乙醚乙醇混合液)的擦镜纸轻擦,最后用干净的擦镜纸擦 1～2 次。

(5) 封有盖片的标本片的擦拭方法同油镜。无盖片的标本片,可用拉纸法拭去油污。方法是:先用 1 小块擦镜纸覆盖在标本片油滴下,再滴 1 滴二甲苯(或乙醚乙醇混合液),平拉擦镜纸,反复几次即可擦净。

4. 显微镜使用的注意事项及维护

(1) 取显微镜时必须右手握紧镜臂,左手托底盘,切勿一手斜提、前后摆动,以防镜头或其他零件跌落。

(2) 观察标本时,显微镜离实验台边缘应保持一定距离(约 5cm),以免显微镜翻倒落地。

(3) 使用时要严格按步骤操作,熟悉显微镜各部件性能,掌握粗、细调焦钮的转动方向与载物台或物镜的关系。转动粗调焦钮时,眼睛必须注视物镜头。

(4) 观察带有液体的临时标本时要加盖片,应将显微镜充分放平,以免液体污染镜头和显微镜。

(5) 粗、细调焦钮要配合使用,细调焦钮不能单方向过度旋转。调节焦距时,要从侧面注视物镜下降,以免压坏标本和损坏镜头。

(6) 用单筒显微镜观察标本时,应双眼同时睁开,左眼观察物像,右眼用以绘图。左手调节焦距,右手移动标本或绘图。

(7) 禁止随意拆卸或调换目镜、物镜和聚光器等零件。

(8) 显微镜的光学部件不能用手指、纱布、手帕或其他粗糙物擦拭,以免磨损镜面。需要时只能用擦镜纸擦拭。

(9) 凡有腐蚀性和挥发性的化学试剂和药品,如碘、乙醇溶液、酸类、碱类等都不可与显微镜接触,如不慎污染时,应立即擦干净。

(10) 实验完毕,要将标本片取出,用擦镜纸将镜头擦拭干净后移开(通常转换 ×4 物镜下),不能与通光孔相对(把物镜转离聚光器上方)。将电源线收好,放回镜箱。切不可把显微镜放在直射光线下暴晒。

四、寄生虫标本的类别与技术操作

(一) 寄生虫标本的类别

按照标本保存和制作方法的不同,寄生虫标本可分为:

1. 液浸标本 将寄生虫、中间宿主或宿主病变的组织器官保存于保存液中制成的标本,也称为大体标本,主要用于较大的昆虫和蠕虫,以及蠕虫的中间宿主以及被虫体寄生的、出现病变的人体或动物组织器官等。常用的保存液为 5% ~ 10% 甲醛。

2. 干制标本 指经过防腐处理干燥后的标本。常用于有翅昆虫成虫、部分吸虫的中间宿主标本的制备。有翅昆虫成虫的干制标本常用针插于软木塞或其他固性物体上,也称针插标本。对于干制标本要注意防潮、防霉、防蛀以免标本受损。

3. 玻片标本 将标本封存于载玻片和盖玻片之间,用于显微镜观察。主要用于小型或微型标本的制作,如蠕虫的幼虫、成虫或虫体的某一部分,以及原虫、蠕虫和昆虫的虫卵等。

玻片标本又分为临时性和永久性两类。前者用于临时观察,后者可长期使用。永久性玻片标本制作方法制作比较复杂,按照制作方式不同,分为以下三种:

(1) 整封标本:简称装片,用于虫体较小的蠕虫、昆虫或虫体的某一部分封存于盖玻片和载玻片之间。如蛲虫成虫、蚊虫成虫的封制标本就属于整封标本。

(2) 涂片标本:简称涂片,用于制备血或组织内的寄生虫标本。肠道和腔道内的原虫,可随同血液及组织和排出物等直接涂于玻片上,经染色制成标本,可以较长时间保存。如疟原虫、利什曼原虫、阿米巴等。涂片标本也可以是临时性涂片标本,用于观察、鉴定或诊断,标本不能保存,多为湿片,可以染色,也可以不用染色。如采用生理盐水涂片法检查肠道蠕虫卵,阴道分泌物涂片检查阴道毛滴虫滋养体;采用碘液染色法检查肠道原虫包囊。

(3) 切片标本:简称切片,用于制备较大寄生蠕虫断面结构观察标本或寄生在组织或器官内的寄生虫标本。将组织或器官的一部分作成切片,并染色制成玻片标本。如肌肉中的囊尾蚴、肝组织里的血吸虫卵等,可观察虫体在组织内的形态结构及由虫体所引起的宿主组织发生的病理变化,同时有助于虫种鉴定。

(二) 技术操作

1. 实验标本的观察

(1) 大体标本:可用肉眼或放大镜观察。观察时,首先要辨认是何种寄生虫、何阶段,然后仔细观察其形态、大小、颜色和结构。结合致病与诊断,达到系统掌握。如为病理液浸标本,则应联系寄生虫的致病机制,掌握其病理改变的特征。

(2) 针插标本:一般为昆虫标本,装于指形玻璃管中,用肉眼或放大镜观察,了解外观基本结构特征。

(3) 玻片标本:为某些体积较小的寄生虫成虫、幼虫及蠕虫虫卵和原虫,分别采用不同方法制作而成。这类标本是要求观察和掌握的主要标本。

一般观察方法为:

(1) 较大的虫体,应用放大镜或解剖镜观察。虫体较小或肉眼不能看见的标本需要用显微镜观察。观察时先在低倍镜下找见寄生虫,并将其移至视野中央,然后换高倍镜观察其细微结构;虫体很小的原虫标本需在油镜下观察才可辨清形态结构。

(2) 镜检粪便、血液和体液等涂片标本时,必须按一定的顺序进行观察(图 1-1-2),以免遗漏而影响检查结果。

(3) 由于寄生虫玻片标本的厚薄和着色的深浅不同,大小不一,观察标本时要求的放大倍数和光线的强度也不相同,应随时作适当调整,才能看清物像。

(4) 镜下示教标本,一般有指针指在视野中央。观察时,请勿移动玻片,也不要随意调节粗细螺旋,以免影响其他同学观察。

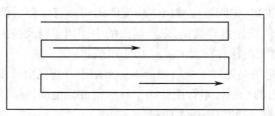

图 1-1-2 观察玻片标本顺序示意图

2. 实验技术操作

(1) 样本制备的注意事项:对粪便和血液或体液中各种寄生虫的检查,包括获取标本、标本处理、虫体染色等,必须按照实验要求,认真操作,积极思考各种方法的设计依据,了解各个操作环节的意义。在操作过程中,既要做到不怕脏、不怕臭,又要避免粪、血液等对实验环境的污染,防止实验室感染发生。

(2) 动物实验:寄生虫学实验也会用到实验动物,如蟾蜍、小鼠、大鼠等。开展动物实验时需要注意对动物的保护,遵循动物福利的 5F 原则和 3R 原则。掌握实验动物的捕拿和固定,同时也要注意自身防护。需要解剖动物时,必须先麻醉,再脱臼处死动物;然后才能解剖、观察、取材,开展后续试验。实验后的动物尸体和检材要放到指定的器皿,统一安全处理。

五、实验报告撰写与绘图方法

(一) 实验报告撰写

实验报告指实验操作部分的实验报告,一般包括以下几个部分:

1. 实验题目 即实验的名称。

2. 实验目的 即实验要解决的问题。

3. 材料和方法 材料包括主要实验器材,如动物、仪器、试剂盒药品等。实验方法应详细,包括实验步骤、流程和观察指标,并明确数据的表示方法和统计方法。

4. 实验结果 客观的实验结果用数据表示;要求统计的实验结果用统计表或图体现。图表按照规定标注图序、图题、表序和表题。另外,还需用文字描述结果,做到条理清楚。

5. 实验绘图 寄生虫形态结构绘图参照下面方法和要求绘图。

6. 讨论及结论 从实验结果出发,探讨分析该实验结果产生的可能机制,并得出结论或总结。

(二) 实验报告绘图方法

人体寄生虫学是形态学为基础的学科,实验内容以观察标本为主,真实准确地记录所观察的标本,对正确掌握其形态特点、加强记忆至关重要。绘图是主要的基本实验技能之一,应重点掌握。

1. 实验前准备好实验报告本(纸)和绘图笔(包括 2H 或 4H 铅笔和彩色铅笔),不宜用钢笔或圆珠笔绘图。

2. 认真观察标本,仔细绘图,把寄生虫的主要形态特征用绘图方式真实记录下来。

3. 根据标本的特点选择不同的绘图方法。

(1) 点线图:铁苏木素染色和非染色玻片标本应选择铅笔点线图,用点和线勾画标本结构图,线要圆滑,点要圆,可利用点的疏密表示寄生虫的立体感。

(2) 彩图:除铁苏木素染色外,其他染色玻片标本一般要求绘彩图,按所观察标本的实际颜色绘。

4. 按标本大小比例绘图,对于构造复杂和体积较小的标本,可画大些,以展示其结构;而构造简单和较大的标本可画小些,以结构清晰、不影响注字为准。在绘图中要注意标本的长宽比例和内部结构的位置,要特别注意不同虫种同类标本之间(如虫卵类标本之间,包囊类标本之间)以及同种寄生虫不同阶段之间(如疟原虫环状体、滋养体、裂殖体和配子体之间,杜氏利什曼原虫无鞭毛体和前鞭毛体之间)的大小比例。绘的标本图以符合实物为准。

5. 画面要求整洁,字迹清楚。所有绘图要求用中文或中英文注字。一律用平行线引出后注字,标本名称写在图的下方,标明观察时的放大倍数。

(程彦斌)

第二部分　实 验 指 导

实验一

叶足虫、鞭毛虫

实验内容 -

一、溶组织内阿米巴及其他消化道阿米巴

二、致病性自生生活阿米巴

三、杜氏利什曼原虫

四、锥虫

五、蓝氏贾第鞭毛虫

六、阴道毛滴虫

七、其他毛滴虫

一、溶组织内阿米巴及其他消化道阿米巴
(*Entamoeba histolytica* and other digestive tract amoebae)

【目的要求】

1. 掌握溶组织内阿米巴滋养体和包囊的形态特征、生活史要点。

2. 熟悉溶组织内阿米巴的致病和实验室诊断;熟悉常见的其他消化道非致病性阿米巴滋养体和包囊的形态。

3. 了解溶组织内阿米巴病的流行和防治原则。

【实验内容】

1. 标本观察与示教

(1) 溶组织内阿米巴滋养体(HE 染色玻片标本):高倍镜和油镜观察,滋养体一般直径 20 ~ 40μm;有些滋养体可含数个红细胞,此时可增大至 50μm 或更大;胞质明显可见,内外质分明,核膜薄,在核膜内缘可见大小一致、排列整齐的核周染粒,核仁小而居中(图 2-1-1)。

(2) 阿米巴滋养体(活体标本):取患者的脓血便作生理盐水涂片,于显微镜下观察。虫体透明,呈圆形或卵圆形,大小 10 ~ 30μm,虫体运动较缓慢,运动时虫体透明的外质形成指状或舌形的伪足,内质颗粒状,随伪足的伸出而流动。

(3) 溶组织内阿米巴包囊(碘液染色玻片标本、铁苏木素染色玻片标本):高倍镜和油镜观察,包囊直径 10 ~ 16μm,内有染成棕黄色的 1 ~ 4 个核,隐约可见居中的核仁,有时可见拟染色体和糖原泡,但边缘均不清晰(图 2-1-2)。

经铁苏木素染色后,油镜下可见包囊圆球形,蓝黑色,内有 1、2 或 4 个核。囊内可见深染呈棒状的拟染体(图 2-1-3、图 2-1-4)。

(4) 结肠内阿米巴包囊(碘液染色玻片标本、铁苏木素染色玻片标本):高倍镜和油镜观察,碘液染色,包囊直径 10 ~ 35μm,核数 1 ~ 8 个,隐约可见偏位的核仁,未成熟包囊内可见呈稻束状拟染色体和糖原泡(图2-1-5)。铁苏木素染色后,油镜下可见包囊较溶组织内阿米巴包囊稍大,圆球形,蓝黑色,未成熟包囊内有较大糖原泡和拟染色体。成熟包囊内糖原泡和拟染色体消失(图 2-1-6)。

(5) 哈门内阿米巴包囊(铁苏木素染色玻片标本):高倍镜和油镜观察包囊直径 4 ~ 10μm,呈深蓝色,圆球形,核数 1 ~ 2 个多见,成熟包囊含有 4 个核;糖原泡不明显,拟染色体短棒状(图 2-1-7、图 2-1-8)。

(6) 布氏嗜碘阿米巴包囊(碘液染色玻片标本、铁苏木素染色玻片标本):高倍镜和油镜观察,碘液染色包囊直径 5 ~ 10μm,卵圆形或圆形,成熟包囊含有 1 个核;糖原泡大团块状,边缘清晰;拟染色体少见,小颗粒状(图 2-1-9),铁苏木素染色后包囊呈深蓝色(图 2-1-10、图 2-1-11)。

(7) 齿龈内阿米巴滋养体(HE 染色玻片标本):高倍镜和油镜观察滋养体大小 10 ~ 20μm,内含细菌、白细胞、偶见红细胞;伪足钝性、透明、形成慢(图 2-1-12)。

(8) 阿米巴结肠炎、阿米巴肝脓肿(液浸标本):

1) 阿米巴结肠炎(结肠壁):病变多见于盲肠或阑尾,也易累及乙状结肠和升结肠,肠壁可见多个针尖状的溃疡病灶,溃疡间的组织未见明显异常。

2) 阿米巴肝脓肿(肝脏):病变多见于肝右叶,以单个病灶多见,中央多液化,含巧克力酱样脓液,未完全液化的组织呈棉絮状,有脓液流出而留下的空腔。

2. 实验操作

(1) 生理盐水涂片和碘液染色涂片法:

1) 试剂:生理盐水(0.85%NaCl 液,即 0.85g NaCl 加蒸馏水 100ml 配成);碘液由碘(结晶)5g、碘化钾 10g、蒸馏水 100ml 配成。

2) 操作步骤:①在清洁的玻片上,左边滴一滴生理盐水,右边滴一滴碘液,中间相距约 1cm;②用竹签挑取少量粪便,先在生理盐水中涂成均匀的粪便涂片,再取粪便少许,在碘液中如上涂成涂片,注意两液不得相混;③盖上盖玻片后在低倍镜下顺序观察。先观察生理盐水涂片,查活动的滋养体,然后观察碘液染色涂片,检查包囊。

3) 注意事项:①涂片应均匀,两液不可相混;②检查滋养体,必须用新鲜粪便,取其黏液或血液部分作生理盐水涂片,因需观察活动的滋养体,冬季必须注意保温;③配制的碘液试剂应保存在棕色瓶中。

(2) 醛醚沉淀法:取粪便 1 ~ 2g,置于小容器内,加入 10% 甲醛生理盐水 5ml。将粪便充分混匀,以二层纱布过滤去粗渣,滤入有盖离心管中,室温固定 30 分钟,加入 3ml 乙醚,剧烈振摇或振荡器混匀 1 分钟,2500r/min 离心 2 分钟,弃去上层液体,取管底沉渣涂片观察。

(3) 阿米巴病诊断注意事项:

1) 阿米巴病诊断应遵循《细菌性和阿米巴性痢疾诊断标准》卫生行业标准(WS287-2008)及《阿米巴病肠外脓肿诊断》卫生行业标准(WST568-2017)。

2) 使用"一粪三检"进行阿米巴的病原学诊断,肠镜检查时至少取 6 个部位的组织标本。

3) 从粪便中可检测到阿米巴抗原,肠腔内溶组织内阿米巴感染后,血清抗体一般呈低滴度阳性,而肠外脓肿则呈较强阳性。

4) 在粪便检查中,溶组织内阿米巴必须与其他肠内非致病的阿米巴相鉴别。在显微镜下检测到四核包囊,应鉴定为溶组织内阿米巴 / 迪斯帕内阿米巴。检测到含红细胞的滋养体应高度怀疑为溶组织内阿米巴;一旦血清学检查结果呈高滴度阳性应高度怀疑溶组织内阿米巴感染。

5) 在生理盐水涂片检查滋养体时,应取新鲜的、含黏液或血液部分的粪便。注意消毒液可能影响虫体生存和活动,并要注意保温,以提高检出率。

6) 对可疑慢性患者,应进行间隙性粪便碘液涂片检查,持续 1 ~ 3 周,提高检出率。

3. 实验报告

绘溶组织内阿米巴滋养体和包囊图并标注结构的中、英文名称。

二、致病性自生生活阿米巴
(Pathogenic free-living amoebae)

【目的要求】

1. 熟悉福氏耐格里属阿米巴及棘阿米巴滋养体和包囊的形态特点。

2. 了解致病性自生生活阿米巴的危害。

【实验内容】

1. 标本观察与示教

(1) 福氏耐格里属阿米巴滋养体(铁苏木素染色玻片标本):高倍镜和油镜观察(图 2-1-13):

1) 阿米巴型:呈狭长或椭圆形,有一钝性伪足,并可见一大而居中的细胞核。

2) 鞭毛型:虫体长约 8 ~ 13μm,宽 5 ~ 6μm,前端有长短不一的鞭毛。

(2) 福氏耐格里属阿米巴包囊:包囊圆形,直径 7 ~ 10μm,壁光滑,有一大而居中的细胞核,核仁居中。

(3) 棘阿米巴滋养体:呈圆形,直径 15 ~ 45μm 不等,体表有细小的棘刺状伪足,可见一较大的细胞核,含一明显的核仁。

(4) 棘阿米巴包囊:包囊呈圆形,直径约 9 ~ 27μm,外壁有皱纹,内壁光滑,可呈圆形、星形、六角形或多角形等形态。

2. 注意事项

(1) 棘阿米巴可以培养在含大肠埃希菌的无营养琼脂平板上。

(2) 棘阿米巴感染可选择组织染色,可检出双壁包囊。

3. 实验报告 绘棘阿米巴滋养体和包囊点线图,并标注结构的中、英文名称。

(程训佳)

三、杜氏利什曼原虫
(*Leishmania donovani*)

【目的要求】

1. 掌握杜氏利什曼原虫的各期的形态特征和生活史要点。

2. 熟悉杜氏利什曼原虫的致病、实验室诊断和治疗原则。

3. 了解黑热病的流行因素和防治原则。

【实验内容】

1. 标本观察与示教

(1) 杜氏利什曼原虫无鞭毛体(吉氏染色玻片标本):经瑞氏或吉氏染液染色后油镜下观察,虫体椭圆或圆形,大小约为(2.9 ~ 5.7)μm ×(1.8 ~ 4.0)μm,位于单核吞噬细胞内,原虫胞质内有一圆形较大的紫红色细胞核,核旁有一小的杆状的动基体(图 2-1-14)。无鞭毛体有时会游离于巨噬细胞外。注意与血片中的血小板区别。

(2) 杜氏利什曼原虫前鞭毛体(吉氏染色玻片标本):经瑞氏或吉氏染液染色后油镜下观察,前鞭毛体呈梭形,前端钝圆。后端尖细。虫体中央有一大而圆的核。动基体在虫体前部。核与动基体均染成红色或紫红色。细胞质呈蓝色。可见一根染成红色的鞭毛,伸出体外(图 2-1-15)。

(3) 白蛉针插标本观察:外形似蚊,较小。头部有一对明显的黑色复眼,触角细长多毛。翅一对,纺锤形。

(4) 杜氏利什曼原虫脾脏(液浸标本):肉眼观察感染杜氏利什曼原虫的田鼠的脾脏,与正常田鼠比较,受染的田鼠脾脏明显肿大。

2. 实验操作

(1) 杜氏利什曼原虫前鞭毛体培养:

1) 培养基:常用 3N 培养基。1.4g 琼脂加入 6g 氯化钠、90ml 双蒸水,加热溶解后,分装至试管中,每管 3 ~ 5ml,高压灭菌(121℃,20 分钟),待温度降至 50℃时,每管加入新鲜无菌的去纤维素蛋白兔血 15% 含量,混合后冷却至斜面,4℃保存。每管加 0.2 ~ 0.3ml Locke 液,以无菌橡胶塞取代棉塞,以防水分蒸发。置 37℃温箱培育 24 小时,确认无菌后,即可使用。接种前加青霉素和链霉素。

2) 操作方法:将皮肤刮取物或组织、骨髓的穿刺液或需要转种的鞭毛体培养液加入试管中,20 ~ 27℃培养,每 2 ~ 3 天取少量培养液涂片显微镜下观察,若发现有前鞭毛体生长,应立即取数滴培养液转入新鲜培养基中。

3) 注意事项:①涂片用载玻片须洁净无油污。②前鞭毛体生长与温度密切相关,须严格控制适宜的培养温度。③配制培养基、接种和检查培养情况时,全程均应无菌操作。镜下观察无鞭毛体。

(2) 实验动物观察:

1) 材料:阳性田鼠的脾脏或肝脏,小镊子、剪刀、载玻片、甲醇、吉氏染液、缓冲液(pH 7.0)、蜡笔、染色架等。

2) 建立杜氏利什曼原虫动物模型:将已稀释的疑似杜氏利什曼原虫患者的组织穿刺液或人工感染杜氏利什曼原虫动物的肝组织匀浆的稀释液 0.5ml,注入田鼠等动物腹腔内,2 ~ 3 周后解剖动物。

3) 操作方法:麻醉动物处死后打开动物腹腔,①涂片:剪取田鼠脾脏一小块,用镊子夹住组织块,使其断面接触载玻片,轻涂一均匀薄层,不可重复涂抹。视组织块大小,可平行涂抹 2 ~ 3 次,自然干燥。②固定:在涂有组织膜的玻片上滴加 1 ~ 2 滴甲醇,固定组织。③染色:吉氏染液染色。④镜下观察无鞭毛体。

4) 注意事项:①被污染的剪刀、镊子等器械应始终置于操作盘中,不可随意乱放;②涂片时,切不可重复涂抹。

3. 实验报告

(1) 绘杜氏利什曼原虫无鞭毛体形态图,并标注结构的中、英文名称。

(2) 绘杜氏利什曼原虫前鞭毛体形态图,并标注结构的中、英文名称。

四、锥　　虫
(Trypanosome)

【目的要求】

1. 熟悉布氏冈比亚锥虫、布氏罗得西亚锥虫与枯氏锥虫锥鞭毛体的形态及生活史特点。

2. 了解锥虫病流行及其实验室诊断方法。

【实验内容】

1. 标本观察与示教

(1) 布氏罗得西亚锥虫与布氏冈比亚锥虫鞭毛体(吉氏染色玻片标本):高倍镜和油镜观察,胞质呈蓝色,居中有一染成红色或红紫色的细胞核,点状动基体为深红色(图2-1-16)。

(2) 舌蝇(针插标本):体长 6 ~ 13mm,体色由黄色、黄褐色至黑色。触角芒上侧具分支,每一分支又具羽状毛。喙向前方水平突出,口器为刺吸式。

2. 实验报告 绘锥虫鞭毛体形态图,并标注结构的中、英文名称。

五、蓝氏贾第鞭毛虫
(*Giardia lamblia*)

【目的要求】

1. 掌握蓝氏贾第鞭毛虫滋养体和包囊的形态特点及其生活史要点。

2. 熟悉蓝氏贾第鞭毛虫的致病阶段和常用的病原学检查方法。

3. 了解蓝氏贾第鞭毛虫病的流行及防治。

【实验内容】

1. 标本观察与示教

(1) 蓝氏贾第鞭毛虫滋养体(吉氏染色玻片标本):油镜观察,滋养体如同倒置纵切的梨,左右对称,前端钝圆,后端尖细,长 10 ~ 20μm,宽 5 ~ 15μm,一对细胞核位于虫体前端的吸盘部位,核仁明显,呈紫红色或黑色。轴柱贯穿虫体,中部可见一对逗点状中体(medium body),沿轴柱发出前侧鞭毛、后侧鞭毛、腹侧鞭毛和尾鞭毛共 4 对(图2-1-17)。

(2) 蓝氏贾第鞭毛虫滋养体(活体标本):生理盐水涂片,高倍镜下可见梨形的虫体,借助鞭毛的摆动作鱼样翻滚运动。

(3) 蓝氏贾第鞭毛虫包囊(碘液染色玻片标本):油镜观察,包囊呈椭圆形,长约 11 ~ 14μm,宽 7 ~ 10μm,囊壁较厚。囊内有 2 个或 4 个核,可见轴柱(图2-1-18)。

(4) 蓝氏贾第鞭毛虫包囊(碘液染色玻片标本):经碘液染色玻片标本在高倍镜观察,包囊呈卵圆形,棕黄色,囊内含 2 个或 4 个核,常位于包囊一端,不易看清核仁。还可见鞭毛和轴柱组成的丝状物(图2-1-19)。

2. 实验操作

(1) 粪便直接涂片查滋养体:用竹签挑取少许腹泻患者的粪便,制备涂片,具体方法见实验十中粪便综合检验。注意观察运动活跃的滋养体及鞭毛。

(2) 粪便直接涂片查包囊:用竹签挑取慢性感染患者或带虫者的成形粪便,制备生理盐水涂片,沿盖片一侧缓缓加入碘液,显微镜下观察。

(3) 注意事项:①对可疑的蓝氏贾第鞭毛虫感染的患者,应进行间断性粪便涂片检查,宜隔日粪检 1 次,连续 3 次可以提高检出率,以免漏诊;②如粪便中一旦有污水等的污染,会混有营自生生活的鞭毛虫,造成误诊。

3. 实验报告

(1) 绘蓝氏贾第鞭毛虫滋养体形态图,并标注结构的中、英文名称。

(2) 绘蓝氏贾第鞭毛虫包囊形态图,并标注结构的中、英文名称。

六、阴道毛滴虫
（*Trichomonas vaginalis*）

【目的要求】

1. 掌握阴道毛滴虫滋养体形态特点及其常用的病原学检查方法。

2. 熟悉阴道毛滴虫感染途径和致病机制。

3. 了解阴道毛滴虫病的防治原则。

【实验内容】

1. 标本观察与示教

（1）阴道毛滴虫滋养体（吉氏染色玻片标本）：标本经吉氏染液染色后，油镜下观察，可见滋养体为梨形或宽椭圆形，前端有一较大紫红色核，核前方是一深紫色的毛基体，由此生出5根鞭毛，4根为前鞭毛，1根沿波动膜外缘延伸。可见虫体中央有1根轴柱，贯穿虫体并从末端伸出体外（图2-1-20）。

（2）阴道毛滴虫滋养体（活体标本）：取自体外培养，也可直接取自临床患者。低倍镜下可见许多半透明的运动活泼的圆球形虫体。高倍镜下可见虫体为梨形，4根前鞭毛呈束，不断摆动，波动膜做波浪运动，使虫体向前旋转运动。

2. 实验操作

（1）生理盐水涂片法查阴道分泌物或尿液：妇科检查时，用无菌棉签取阴道后穹隆分泌物直接涂片，将其涂于预先滴上1～2滴生理盐水的洁净载玻片上，制成涂片镜检，可见活动的滋养体。此法最常用，但检出率仅为40%～80%，涂片可进行染色或培养以提高检出率。

（2）注意事项：①因活体标本观察时直接接触其感染期，应注意安全操作和标本的处理；②阴道分泌物或尿液的直接涂片检查是最常用的方法，但标本必须立即检查，不能冷冻保存，虫体在冻结的情况下立即死亡。

3. 实验报告　绘阴道毛滴虫滋养体形态图，并标注结构的中、英文名称。

七、其他毛滴虫
（other human parasitic trichomonas）

【目的要求】

了解人毛滴虫、口腔毛滴虫、脆弱双核阿米巴和蠊缨滴虫的基本形态。

【实验内容】

标本观察与示教

（1）人毛滴虫滋养体（吉氏染色玻片标本）：高倍镜和油镜观察滋养体呈梨形，形似阴道毛滴虫，有3～5根前鞭毛和1根后鞭毛。单个细胞核，位于前端，核内染色质分布不均匀。胞质内含有食物泡和细菌。一根轴柱由前向后贯穿整个虫体（图2-1-21）。

（2）口腔毛滴虫滋养体（吉氏染色玻片标本）：高倍镜和油镜观察，滋养体呈梨形，形似阴道毛滴虫，有3～5根前鞭毛和1根后鞭毛，波动膜稍长于阴道毛滴虫。单个细胞核，一根轴柱沿虫体末端伸出（图2-1-22）。

（3）脆弱双核阿米巴滋养体（铁苏木素染色玻片标本）：高倍镜和油镜观察滋养体多为双核，3核和4核的形式较少见。核仁大而居中，核染色体分成4～8个团块。在铁苏木素染色玻片标本中，可见清晰的染色质颗粒。胞质内有多个含有细菌碎片的空泡和颗粒状结构。伪足大而透明，叶状，边缘呈锯齿状(图 2-1-23)。

(4) 蠊缨滴虫滋养体(吉氏染色玻片标本):高倍镜和油镜观察滋养体呈圆形或椭圆形,半透明,有成簇的多根鞭毛,做旋转或左右摆动。染色后,高倍镜下可见胞质呈紫红色,细胞核大,呈紫褐色,位于虫体前端。鞭毛染成深紫红色(图 2-1-24)。

(杨　静)

实验二
孢子虫 -1

疟原虫

疟 原 虫
间日疟原虫（*Plasmodium vivax*）
恶性疟原虫（*Plasmodium falciparum*）
三日疟原虫（*Plasmodium malariae*）

【目的要求】

1. 掌握疟原虫生活史要点及间日疟原虫和恶性疟原虫红内期的形态特征与鉴别。

2. 熟悉疟原虫致病及实验室诊断。

3. 了解红外期和蚊期疟原虫形态特征，以及疟疾流行及防治原则。

【实验内容】

1. 标本观察与示教

（1）疟原虫（吉氏染色玻片标本）：高倍镜和油镜观察基本结构及形态特点。胞核为紫红色或红色，胞质为蓝色。疟色素散布或集中于细胞质内，为棕黄色。

1）间日疟原虫薄血片（吉氏染色玻片标本）：环状体多为单核；多数红细胞内只有 1 个虫体寄生；成熟裂殖体裂殖子数目是 12～24 个；配子体为圆形或椭圆形，体积较大，内部可见大量的色素颗粒（图 2-2-1～2-2-6）。

2）恶性疟原虫薄血片（吉氏染色玻片标本）：在人体外周血涂片中，只可查见环状体与配子体。环状体的细胞质呈纤细状；一个红细胞内有 2 个或 2 个以上环状体；环状体多呈现为双核（图 2-2-7）。配子体为新月形或腊肠形，细胞核位于中央（图 2-2-8、图 2-2-9）。在体外培养涂片中，则可看到各个时期的红细胞内寄生的原虫，如裂殖体。

3）三日疟原虫薄血片（吉氏染色玻片标本）：环状体核 1 个，环较粗壮，胞质深蓝色，约为红细胞直径的 1/3（图 2-2-10）。大滋养体除圆形虫体外，有时呈带状，贯穿整个红细胞，故称带状体，疟色素分布于虫体边缘（图 2-2-11）。被寄生的红细胞不胀大；裂殖体可见裂殖子 6～12 个，排成一环，疟色素聚集在虫体中央（图 2-2-12）。

三种疟原虫对人体的危害不同，治疗方案也不相同，需要鉴别诊断，表 2-2-1 是三种疟原虫的形态比较。

表 2-2-1 三种疟原虫形态比较

	间日疟	恶性疟	三日疟
环 状 体 （早期滋养体）	环较大，约占红细胞直径的1/3；核 1 个，偶有 2 个；胞质淡蓝色；红细胞内多只含 1 个原虫，偶有 2 个	环纤细，约为红细胞直径的1/5；核 1～2 个；红细胞可含2 个以上原虫，虫体常位于红细胞的边缘	环较粗壮，约占红细胞直径的1/3；核 1 个；胞质深蓝色；红细胞很少含有 2 个原虫
滋养体	核 1 个，虫体由小渐大，活动显著，形状不规则，有伪足伸出，呈阿米巴状，空泡明显；疟色素黄棕色，小杆状	体小圆形，不活动；胞质深蓝色，空泡不明显，疟色素集中，黑褐色	体小，圆形或呈带状，空泡小或无，亦可呈大环状，不活动；疟色素棕黑色，颗粒状，常分布于虫体的边缘
未成熟裂殖体	核开始分裂成 2～4 个时，虫体仍活动；核愈多则虫体渐呈圆形，空泡消失；疟色素开始集中	虫体仍似大滋养体，但核分裂成多个；疟色素集中，黑褐色	体小，圆形，空泡消失，核分裂成多个；疟色素深褐色，分布不均
成熟裂殖体	虫体占满胀大了的红细胞；裂殖子 12～24 个，通常 16 个，排列不规则；疟色素聚集在一侧	虫体占红细胞体积的2/3～3/4；裂殖子 8～36 个，通常 18～24 个，排列不规则；疟色素集中成一团	虫体占满整个红细胞，裂殖子6～12 个，通常 8 个，排成一环；疟色素多集中在中央
雄配子体	圆形，略大于正常红细胞，胞质色蓝而略带红，核疏松，淡红色，常位于中央；疟色素分散	腊肠形，两端钝圆，胞质色蓝而略带红，核疏松，淡红色，位于中央；疟色素黄棕色，小杆状，在核周围较多	圆形，略小于正常红细胞，胞质淡蓝色，核疏松，淡红色，位于中央；疟色素分散
雌配子体	圆形，占满胀大的红细胞，胞质蓝色，核结实，较小，深红色，偏于一侧；疟色素分散	大小正常或略缩小，紫蓝色，边缘常皱缩；常见有几颗粗大紫褐色的茂氏点（Maurer's dots）	圆形，如正常红细胞大，胞质深蓝色，核结实，偏于一侧；疟色素多而分散
被寄生红细胞的变化	除环状体外，其余各期均胀大，色淡，常呈长圆形或多边形；滋养体期开始出现鲜红色的薛氏点（Schüffner's dots）	正常或略小，蓝色，边缘常皱缩；常有几颗粗大紫褐色的茂氏点（Maurer's dots）	正常或略小，颜色无改变；偶可见淡紫色、微细的西门点（Zieman's dots）

（2）鼠疟原虫子孢子（吉氏染色玻片标本）：感染约氏疟原虫（鼠疟原虫的一种）的按蚊唾液腺涂片经吉氏染色后，子孢子呈长梭形，长 10～15μm；胞质染成蓝色，中央部为紫色的胞核。

（3）猴疟原虫红细胞外期（HE 染色玻片标本）：在食蟹猴疟原虫子孢子感染猴子后的第七天，分离猴肝并做活检组织切片。在肝组织切片中，成熟裂殖体直径约为 42μm，胞质内有空泡，内含约 12 000 个裂殖子；裂殖子呈圆形或椭圆形，直径为 0.3～0.7μm，包括细胞核和少量的胞质。

（4）鼠疟原虫卵囊（囊迈尔酸性苏木素染色玻片标本）：感染约氏疟原虫（鼠疟原虫的一种）的按蚊胃经迈尔酸性苏木素（Mayer's acid hemalum）染色后，其外层附着的圆形物即为卵囊。动合子穿入蚊胃壁并停留在胃弹性纤维膜（基底膜）下，随后虫体在此处变圆并分泌囊壁物形成球形的卵囊。卵囊逐渐长大并向蚊胃壁外突出，成熟卵囊的直径约为 50～70μm。

2. 实验报告

(1) 绘间日疟原虫红内期各期彩图,并标注结构的中、英文名称。

(2) 绘恶性疟原虫环状体和配子体彩图,并标注结构的中、英文名称。

(徐文岳)

实验三
孢子虫-2、纤毛虫

实验内容

一、刚地弓形虫

二、隐孢子虫

三、其他孢子虫

四、结肠小袋纤毛虫

一、刚地弓形虫
(*Toxoplasma gondii*)

【目的要求】

1. 掌握弓形虫滋养体、包囊及卵囊的形态特征及生活史要点。

2. 熟悉弓形虫感染的腹腔液检查法、动物接种法、细胞培养检查法、卵囊检查法等病原学诊断方法。

【实验内容】

1. 标本观察与示教

(1) 弓形虫滋养体、假包囊(吉氏染色玻片标本):用高倍镜和油镜观察,滋养体香蕉形或半月形,虫体大小为(4~7)μm×(2~4)μm,一端较钝圆,一端较尖细,一侧扁平,一侧较弯。胞质呈蓝色,胞核呈紫红色,位于虫体中央。在核与尖端之间有染成浅红色的颗粒状的副核体。假包囊为细胞内含有数个至20多个速殖子的集合体,宿主细胞核常被挤向一边(图2-3-1)。

(2) 弓形虫滋养体、包囊(吉氏染色玻片标本):用高倍镜和油镜观察,包囊呈圆形或卵圆形,大小差别很大(直径5~100μm),囊壁不着色,内含数个或数千个缓殖子(bradyzoite),其形态与速殖子相似,但虫体较小,核稍偏后(图2-3-2)。

2. 实验操作

(1) 腹腔液直接涂片法:将感染小鼠麻醉,抽取腹腔液涂片,或作离心沉淀后吸取沉渣涂片,甲醇固定,经吉氏或瑞氏染色后,镜检弓形虫滋养体或包囊。如查不到虫体,可做动物接种。

(2) 动物接种分离法或细胞培养法查找弓形虫滋养体:动物接种分离病原体可大大提高检出率。方法如下:将样本接种于实验动物小鼠腹腔内(一般3只),7~10天后如小鼠发病,则见其食欲下降、呆滞、松毛、眼睛干涩。抽出腹水可查到滋养体。如阴性,用接种鼠的腹水转种2~3代。

样本亦可接种于离体培养的单层有核细胞。动物接种和细胞培养也是目前比较常用的病原检查法。

（3）检测弓形虫卵囊：取猫粪便作生理盐水直接涂片。用高倍镜观察可见卵囊圆形或椭圆形，具有两层光滑透明的囊壁。成熟卵囊大小为 11μm × 12.5μm，含 2 个孢子囊，每个孢子囊内含 4 个新月形子孢子（图 2-3-3）。

3. 注意事项　在处理活体标本时，要戴好手套、口罩，做好防护工作，要在生物安全条件下谨慎操作，并做好污物的处理。

4. 实验报告　绘弓形虫滋养体图，并标注结构的中、英文名称。

二、隐孢子虫
（*Cryptosporidium*）

【目的要求】

1. 掌握隐孢子虫卵囊的形态特点。

2. 熟悉隐孢子虫卵囊检测的方法及生活史特征。

3. 了解隐孢子虫病的流行和防治原则。

【实验内容】

1. 标本观察与示教

隐孢子卵囊（金抗复染色玻片标本）：高倍镜和油镜观察，卵囊染成玫瑰红色，背景蓝绿色，呈圆形或椭圆形，直径 4 ~ 6μm，成熟的卵囊内含有 4 个裸露的子孢子（sporozoite）和由颗粒物组成的残留体（residual body）。子孢子呈月牙形，排列多不规则。残余体为蓝黑色颗粒状，大小不等（图 2-3-4）。

2. 实验操作

（1）改良抗酸染色法（modified acid-fast method）：染色液配制见附录二。

（2）染色方法：

1）以竹签挑取患者粪便少许，于载玻片上涂制成薄粪膜，自然晾干。

2）滴加甲醇固定。

3）置玻片于染色架上，滴加苯酚品红染色液盖满粪膜，染色 1.5 ~ 10 分钟，用水冲洗。

4）滴加硫酸脱色液，1 ~ 10 分钟，用水冲洗。

5）滴加复染液，约 1 分钟，用水冲洗，自然干燥。

6）油镜检查，可见染成玫瑰红色的卵囊。

（3）注意事项：改良抗酸染色法中如染色（1.5 分钟）和脱色（2 分钟）时间短，卵囊内子孢子边界不明显；如染色时间长（5 ~ 10 分钟）脱色时间需相应延长，子孢子边界明显。

3. 实验报告　绘隐孢子虫卵囊图，并标注结构的中、英文名称。

三、其他孢子虫
（Other human parasitic Cryptosporidium）

（一）肉孢子虫（*Sarcocystis*）

【目的要求】

了解肉孢子虫孢子囊（sarcocyst）、卵囊（oocyst）的形态特征和肉孢子虫的危害。

【实验内容】

标本观察与示教：

1. 肉孢子虫孢子囊(玻片标本)　高倍镜和油镜观察,圆柱形或纺锤形,长径为 1 ~ 5cm,横径 0.1 ~ 1cm,囊壁内有许多间隔把囊内虫体 - 缓殖子分隔成簇(图 2-3-5)。

2. 成熟的肉孢子虫卵囊,长椭圆形,大小约 9 ~ 16μm,内含 2 个孢子囊(sporocyst),每个孢子囊各含 4 个子孢子。

(二)贝氏囊等孢球虫(*Isospora belli*)

【目的要求】

了解贝氏囊等孢球虫卵囊(oocyst)的形态特征和贝氏囊等孢球虫的危害。

【实验内容】

标本观察与示教:贝氏囊等孢球虫卵囊(玻片标本):高倍镜和油镜观察,圆形或长椭圆形,大小为(20 ~ 33)μm × (10 ~ 19)mm。出现在粪便中的卵囊仅有 1 个孢子体,经 48 小时后形成内含 2 个孢子体的成熟卵囊,每个孢子体中包含 4 个半月形子孢子。

(三)微孢子虫(*Microspordium*)

【目的要求】

了解微孢子虫成熟的孢子的形态特征和粪便三色染色查微孢子虫孢子的方法。

【实验内容】

1. 标本观察与示教　微小隐孢子虫卵囊(玻片标本):高倍镜和油镜观察,呈圆形或椭圆形,长约 2.0 ~ 3mm,宽约 1.5 ~ 5.0mm,但不同属微孢子虫的孢子大小各异。孢子在光镜下有折光,呈绿色。成熟的孢子内含有极管(polar tube),亦称极丝(polar filament)。极管呈螺旋状从孢子前端的固定盘(anchoring disc)连至虫体末端,并缠绕胞核,后端有一空泡(图 2-3-6)。

2. 实验操作　利用染色的活组织印片、涂片或切片光镜检查,具有一定诊断价值。粪便接涂片用改良三色染液染色,孢子壁呈鲜樱红色。

(四)人芽囊原虫(*Blastocystis hominis*)

【目的要求】

1. 掌握人芽囊原虫虫体的形态特征。

2. 了解人芽囊原虫病的诊断方法和临床症状。

【实验内容】

1. 标本观察与示教

(1)人芽囊原虫空泡型(碘液染色玻片标本):高倍镜和油镜观察,空泡型虫体呈圆形或卵圆形,直径为 6 ~ 40mm 之间不等,多为 4 ~ 15mm,虫体中央有一透亮的空泡,核呈月牙形或块状,数目 1 ~ 4 个不等,位于边缘(图 2-3-7、图 2-3-8)。

(2)人芽囊原虫阿米巴型(碘液染色玻片标本):高倍镜观察,类似溶组织内阿米巴滋养体,形态多变,有伪足伸出,胞质中含有细菌或颗粒状物质(图 2-3-9)。

(3)人芽囊原虫包囊型(碘液染色玻片标本):高倍镜和油镜观察,包囊型虫体直径为 3 ~ 10μm,有一层厚的囊壁,包囊内无中央空泡,内含 1 ~ 4 个细胞核,多个小泡以及糖原或脂质沉淀(图 2-3-10)。

2. 实验操作

(1)生理盐水直接涂片和碘液染色法检查粪便中的人芽囊原虫。

(2)吉氏或瑞氏染色法检查粪便中的人芽囊原虫。

(3)培养法(与溶组织内阿米巴培养法一致)检查粪便中的人芽囊原虫。

3. 注意事项　形态观察时要注意与溶组织内阿米巴、哈门氏内阿米巴、微小内蜒阿米巴的包囊及微小隐孢子虫卵囊甚至真菌相鉴别。

4. 实验报告

(1) 绘人芽囊原虫空泡型虫体形态图。

(2) 试述如何区分人芽囊原虫阿米巴型虫体与溶组织内阿米巴滋养体。

(五) 巴贝虫(*Babesia*)

【目的要求】

1. 熟悉巴贝虫滋养体的形态特征。

2. 了解巴贝虫的生活史及致病。

【实验内容】

标本观察与示教

巴贝虫滋养体(玻片标本):高倍镜和油镜观察,大型虫体长 2.5 ~ 5.0μm;小型虫体长 1.0 ~ 2.5μm。形态多样,可呈梨形、圆形、卵圆形等。单个或成对排列(双梨形,尖端互相靠近,钝端互成角度),也可为四联型(分成 4 个排列成十字形小体)。一个红细胞内可有多个虫体寄生,以 1 ~ 4 个居多,并表现为不同发育期。巴贝虫滋养体期是诊断阶段。

四、结肠小袋纤毛虫
(*Balantidium coli*)

【目的要求】

1. 掌握结肠小袋纤毛虫滋养体及包囊的形态特点。

2. 熟悉结肠小袋纤毛虫生活史及致病。

3. 了解结肠小袋纤毛虫的流行及防治原则。

【实验内容】

1. 示教内容

(1) 结肠小袋纤毛虫滋养体(铁苏木素染色玻片标本):用高倍镜和油镜观察。虫体椭圆形,大小为(30 ~ 200)μm × (30 ~ 100)μm,全身被有纤毛。可见一个肾形的大核和一个圆形的小核,后者位于前者的凹陷处。虫体前端有一凹陷的胞口,下接漏斗状胞咽,后端可见胞肛。虫体中、后部各有一伸缩泡(图 2-3-11)。

(2) 结肠小袋纤毛虫包囊(铁苏木素染色玻片标本):用高倍镜和油镜观察。包囊圆形或椭圆形,直径为 40 ~ 60μm,囊壁厚而透明,可见一个蓝黑色的胞核(图 2-3-12)。

2. 实验报告　绘结肠小袋纤毛虫包囊形态图,并标注结构的中、英文名称。

(彭鸿娟)

实验四
吸虫 -1

实验内容 -

　　一、华支睾吸虫

　　二、布氏姜片吸虫

　　三、肝片形吸虫

　　四、并殖吸虫（卫氏并殖吸虫、斯氏并殖吸虫）

　　五、其他人体寄生吸虫

一、华支睾吸虫
（*Clonorchis sinensis*）

【目的要求】

1. 掌握华支睾吸虫成虫和虫卵的形态特征、华支睾吸虫的生活史与致病作用。

2. 熟悉华支睾吸虫病的实验室诊断。

3. 了解华支睾吸虫病的流行及防治原则。

【实验内容】

1. 标本观察与示教

(1) 华支睾吸虫成虫(玻片标本、液浸标本):成虫体形狭长,背腹扁平,前端稍窄,后端钝圆,状似葵花子,体表无棘。虫体大小一般为(10 ~ 25)mm × (3 ~ 5)mm。口吸盘略大于腹吸盘,前者位于体前端,后者位于虫体前 1/5 处。消化道简单,口位于口吸盘的中央,咽呈球形,食管短,其后为肠支。肠支分为两支,沿虫体两侧直达后端,不汇合,末端为盲端。有睾丸 1 对,前后排列于虫体后部 1/3,呈分支状。卵巢 1 个,浅分叶状,位于睾丸之前,输卵管发自卵巢,其远端为卵模,卵模周围为梅氏腺。卵模之前为子宫,盘绕向前开口于生殖腔。受精囊在睾丸与卵巢之间,呈椭圆形,与输卵管相通。劳氏管位于受精囊旁,也与输卵管相通,为短管,开口于虫体背面。卵黄腺呈滤泡状,分布于虫体的两侧,两条卵黄腺管汇合后,与输卵管相通(图2-4-1)。

(2) 华支睾吸虫卵玻片标本:显微镜观察,卵小,大小为(27 ~ 35)μm × (12 ~ 20)μm。形似芝麻,淡黄褐色,一端较窄且有盖,卵盖周围的卵壳增厚形成肩峰,另一端有小瘤。注意观察其肩峰和小瘤的情况,小瘤有时缺失或看不到。卵内含一个毛蚴(图 2-4-2)。

(3) 华支睾吸虫毛蚴(玻片标本):显微镜观察,略呈椭圆形,体表被有纤毛,体内前部有原肠一个,穿刺腺一对,中后部有胚细胞或胚细胞团和排泄器官。

(4) 华支睾吸虫雷蚴(玻片标本):显微镜观察,长囊状,一端有肌性的咽和较短的原始消化道(为单一盲管),囊腔内尚有胚细胞团与分化发育形成的第二代雷蚴或尾蚴。

(5) 华支睾吸虫尾蚴(玻片标本):显微镜观察,分体部和尾部。体部具口、腹吸盘,原始肠管,排泄囊和一些腺体。

(6) 华支睾吸虫囊蚴(活体标本):显微镜观察,呈椭球形,大小平均为 0.138mm×0.150mm,囊壁分两层。囊内幼虫运动活跃,可见口、腹吸盘,排泄囊内含黑色颗粒,内含后尾蚴(图2-4-3)。

(7) 第一中间宿主(大体标本):纹沼螺、长角涵螺和赤豆螺。

1) 纹沼螺(*Parafossarulus striatulus*):螺高 9mm 左右,宽 6mm 左右。壳质厚而坚固,外形呈宽卵圆形。有 5~6 个螺层,壳顶尖,螺旋部呈宽圆锥形,体螺层略膨大。壳面层灰黄色、淡褐色、褐色或淡灰色,具有细的生长纹及螺旋纹。

2) 长角涵螺(*Alocinma longicornis*):成体壳高 8.5mm 左右,壳宽 6mm 左右。壳质较薄,但坚固,透明,外形略呈球形。有 3.5~4 个螺层。壳顶钝圆,螺旋部短宽,体螺层极膨大,几乎形成了全部贝壳。壳面层灰白色,光滑。

3) 赤豆螺(*Bithynia fuchsiana*):成体壳高约 10mm,宽约 7mm,壳质较薄,外形呈宽卵圆锥形,有 5 个螺层,皆外凸。螺旋部呈短圆锥形,略等于或大于全部壳高的 1/2,体螺层膨大。壳面呈灰褐色、淡褐色,光滑,具有不明显的生长纹。

(8) 成虫在肝胆管内的病理组织切片:经 HE 染色镜下观察,胆管内可见华支睾吸虫成虫横切面,可见成虫寄生在胆管内,胆管上皮细胞增生(腺瘤样增生),呈乳头状突向管腔,胆管周围纤维组织增生,压迫肝实质。

2. 实验操作　鱼肉压片检查华支睾吸虫囊蚴:取米粒大小的淡水鱼肌肉组织块,置两块载玻片之间压片,解剖镜或低倍镜下检查囊蚴。

3. 实验报告

(1) 绘华支睾吸虫卵形态图,并标注结构的中、英文名称。

(2) 绘华支睾吸虫成虫形态图,并标注结构的中、英文名称。

二、布氏姜片吸虫
(*Fasciolopsis buski*)

【目的要求】

1. 掌握布氏姜片吸虫成虫和虫卵形态特征及病原学诊断方法。

2. 熟悉布氏姜片虫生活史的基本特点、致病及布氏姜片吸虫的植物媒介。

3. 了解布氏姜片吸虫病的防治要点。

【实验内容】

1. 标本观察与示教

(1) 布氏姜片吸虫成虫(染色玻片标本、液浸标本):姜片虫成虫硕大、肉红色,虫体肥厚,椭圆形,背腹扁平,前窄后宽,长 20~75mm,宽 8~2mm,厚 0.5~3mm,体表有细皮棘。两吸盘相距很近,口吸盘亚顶位,腹吸盘呈漏斗状,较口吸盘大 4 ～ 5 倍。咽和食管短,肠支在腹吸盘前分叉,呈波浪状弯曲,向后延至体末端。睾丸两个,高度分支如珊瑚状,前后排列于虫体后半部的大半。卵巢位于体中部稍前方,分 3 瓣。输卵管自卵巢发出,与卵模相通,卵模接子宫。子宫盘曲在腹吸盘和卵巢之间。卵模膨大呈圆形,有梅氏腺围绕。卵黄腺较发达,分布于虫体两侧(图2-4-4)。

(2) 布氏姜片吸虫虫卵(玻片标本):显微镜观察,呈椭圆形,大小为(130 ～ 140)μm×(80 ～ 85)μm,淡黄色,卵壳薄而均匀,一端有一不明显的小盖。卵内含有一个卵细胞和约 20 ～ 40 个卵黄细胞。注意其卵细胞的位置(图 2-4-5)。

(3) 布氏姜片吸虫尾蚴(染色玻片标本):显微镜观察,分体部及尾部。体部有口、腹吸盘,消化道等。尾部长而直,不分叉。

(4) 布氏姜片吸虫囊蚴(染色玻片标本):显微镜观察,圆形,具有二层囊壁,外壁脆弱易破,内壁透明而较坚韧。囊内虫体具有口、腹吸盘,排泄囊两侧的集合管中含有许多黑褐色折光颗粒,为其特征(图 2-4-6)。

(5) 布氏姜片吸虫中间宿主(大体标本):扁蜷螺,小型扁螺,扁圆盘状,成螺直径不超过 10mm,厚不超过 4mm。右旋,壳光滑,灰褐色或红褐色

(6) 布氏姜片吸虫水生植物媒介:红菱、茭白、荸荠等。

2. 实验报告

(1) 绘布氏姜片吸虫虫卵形态图,并标注结构的中、英文名称。

(2) 绘布氏姜片吸虫成虫形态图,并标注结构的中、英文名称。

三、肝片形吸虫
(*Fasciola hepatica*)

【目的要求】

1. 掌握肝片形吸虫虫卵形态特征及病原学诊断方法。

2. 熟悉肝片形吸虫成虫的形态和生活史的基本特点。

【实验内容】

1. 示教标本

(1) 肝片形吸虫成虫(染色玻片标本、液浸标本):形态与姜片虫成虫相似,与姜片虫成虫的区别要点:①成虫较狭长,体前端有一锥形突起,称头锥;②腹吸盘较小,不甚明显,位于头锥基部水平;③肠支有许多侧分支;④睾丸两个,分支很细,前后排列于虫体中部,卵巢之后,约占虫体面积 1/2 ;⑤卵巢较小,分支细(图 2-4-7)。

(2) 肝片形吸虫卵(玻片标本):显微镜观察,与布氏姜片虫卵相似,主要区别:卵的纵径略(130 ～ 150μm),卵盖略大,卵壳周围可见胆汁染色颗粒,胚细胞较明显(图 2-4-8)。

2. 作业

(1) 比较肝片形吸虫与布氏姜片吸虫形态的异同。

(2) 比较肝片形吸虫与华支睾吸虫致病性的差异。

(3) 用中、英文标注肝片形吸虫成虫形态图。

(何　蔼)

四、并殖吸虫(*Paragonimus*)
卫氏并殖吸虫(*Paragonimus westermani*)
斯氏并殖吸虫(*Paragonimus skrjabini*)

【目的要求】

1. 掌握卫氏并殖吸虫和斯氏并殖吸虫成虫及虫卵的形态特征、生活史要点。

2. 熟悉卫氏并殖吸虫和斯氏并殖吸虫的致病和实验诊断。

3. 了解肺吸虫病的流行因素和防治原则。

【实验内容】

1. 标本观察与示教

(1)卫氏并殖吸虫成虫(染色玻片标本):先肉眼观察外形、大小及内部结构,再于放大镜或解剖镜下观察内部结构。虫体椭圆形,长约 7～12mm,宽约 4～12mm,长宽之比为 2∶1。口吸盘居前端顶部,腹吸盘居虫体中横线偏前,口腹吸盘大小形似。两个肠支沿虫体两侧向后弯曲延伸至后部,以盲管结束。卵巢分 4～6 叶,与子宫并列于腹吸盘之后,睾丸指状分支,相对集中,并列于虫体后 1/3 处。滤泡状卵黄腺分布于虫体两侧(图 2-4-9)。

(2)斯氏并殖吸虫成虫(染色玻片标本):与卫氏并殖吸虫相似,区别在于虫体呈窄长,呈梭形,11～19mm,宽约 3.5～6mm,长宽之比约为 2∶1;腹吸盘居虫体前 1/3 处,且大于口吸盘;两个睾丸呈长条状分散(图 2-4-10)。

(3)卫氏并殖吸虫卵(玻片标本):显微镜观察,可见虫卵呈椭圆形,金黄色,中等偏大,约为 (80～118)μm×(48～60)μm。前端较宽,卵盖明显,后端较窄,卵壳明显增厚。卵内含 1 个卵细胞和 10 余个卵黄细胞(图 2-4-11)。

(4)卫氏并殖吸虫囊蚴(染色玻片标本):显微镜观察,球形,较姜片虫囊蚴大,具二层囊壁,外壁薄、内壁厚,囊内后尾蚴肠管呈螺旋状弯曲,排泄囊占两肠支间全部空隙,内含无数黑色折光颗粒(图 2-4-12)。

(5)卫氏并殖吸虫第一中间宿主(大体标本):川卷螺个体大,黑褐色,螺旋粗大,壳不光滑,螺尖常缺损。

(6)卫氏并殖吸虫第二中间宿主(大体标本):溪蟹、蝲蛄。

(7)肺吸虫病肺脏(液浸标本):采自病犬,可见犬肺中有酱紫色的结节状包块(囊肿),其内有成虫寄生。

2. 实验操作　痰液中肺吸虫卵检查法。

(1)直接涂片法:先在洁净载玻片上加 1～2 滴生理盐水,挑取痰液少许(最好选带铁锈色的痰),涂成痰膜,加盖片镜检。如未发现肺吸虫卵,仅见有夏科-雷登晶体,提示可能是肺吸虫病患者,多次涂片检查均为阴性者,可改用消化沉淀法。

(2)消化沉淀法(浓集法):收集患者 24 小时痰液,置于玻璃杯中,加入等量 10%NaOH 溶液,用玻棒搅匀后,置37℃温箱(或水浴箱)内,2～3 小时后,痰液被消化成稀液状。分装于数个离心管内,以 1500r/min 离心 10 分钟,弃去上清液,取沉渣 1 滴涂片,镜检虫卵。

3. 实验报告

(1)绘并殖吸虫卵点线图,并标注结构的中、英文名称。

(2)绘并殖吸虫成虫模式图,并标注结构的中、英文名称。

五、其他人体寄生吸虫
（other human parasitic trematodes）

本次实验所涉及的其他人体寄生吸虫包括异形异形吸虫（*Heterophyes heterophyes*）、横川后睾吸虫（*Metagonimus yokogawai*）、日本棘隙吸虫（*Echinochasmus japonicus*）、猫后睾吸虫（*Opisthorchis felineus*）、徐氏拟裸茎吸虫（*Gymnophalloides seoi*）等，应结合理论教材检索病例进行讨论。

【目的要求】

1. 熟悉异形异形吸虫、横川后睾吸虫、日本棘隙吸虫、猫后睾吸虫、徐氏拟裸茎吸虫等虫种的成虫和虫卵形态结构特点、寄生部位、致病阶段及实验诊断。

2. 了解异形异形吸虫、横川后睾吸虫、日本棘隙吸虫、后睾吸虫、徐氏拟裸茎吸虫等虫种的感染与流行分布及防治原则。

【实验内容】

1. 标本示教

（1）异形异形吸虫成虫（玻片标本）：虫体椭圆形，长约 1 ~ 1.7mm。口吸盘居前端，腹吸盘位于虫体前 1/3 腹面，生殖吸盘居腹吸盘旁，腹吸盘大于口吸盘。睾丸椭圆形，1 ~ 2 个，位于虫体后部两侧。卵巢位于睾丸之前，受精囊明显。前咽明显，食管细长，肠支位于虫体两侧向后，以盲管结束。

（2）横川后睾吸虫成虫（玻片标本）：长约 1 ~ 2.5mm，基本结构同异形异形吸虫成虫，但虫体较宽，食管细长，约占虫体前 1/3，腹吸盘位于虫体中部腹面偏向一侧，两个睾丸呈球形，位于后端。

（3）日本棘隙吸虫成虫（玻片标本）：虫体长形，长约 1.16 ~ 1.76mm，体表有棘。口吸盘位于虫体前端亚腹面，周围有环口圈（也称头冠），其上有 1 ~ 2 圈头棘。腹吸盘发达居于虫体中部腹面。睾丸 2 个，椭圆形，前后排列于虫体后半部。卵巢位于睾丸之前。

（4）日本棘隙吸虫卵（玻片标本）：椭圆形，大小约 109μm×67μm，壳薄，有卵盖。

（5）徐氏拟裸茎吸虫成虫（玻片标本）：卵圆形，前端椭圆，后端略尖，体长 0.33 ~ 0.50mm，中部宽 0.23 ~ 0.33mm。口吸盘大，两边各有一个明显的侧凸。食管短，肠支呈囊状仅达虫体中部。腹吸盘位于虫体后 1/5 ~ 1/4 处。腹凹是其特征性结构，位于腹吸盘之前。睾丸 2 个，卵圆形，左右对称，位于腹凹和腹吸盘之间。卵巢椭圆形，位于右侧睾丸前方。卵黄腺 2 个，块状分叶少。子宫盘曲，位于虫体中部 1/3 处。

（6）徐氏拟裸茎吸虫卵（玻片标本）：显微镜观察，椭圆形，大小为（20 ~ 25）μm×（11 ~ 15）μm，壳薄而透明，有明显的卵盖。

（7）猫后睾吸虫成虫（玻片标本）：外形和内部结构与华支睾吸虫形似，略小，长约 7 ~ 12mm，宽 2 ~ 3mm。区别在于口吸盘与腹吸盘等大，腹吸盘位于虫体前 1/4 处；睾丸 2 个呈浅裂状分叶，斜列于虫体后 1/4 处；卵巢较小，位于虫体后 1/3 处始部的中线。

（8）猫后睾吸虫卵（玻片标本）：显微镜观察，长椭圆形，大小为（26 ~ 32）μm×（11 ~ 15）μm，黄褐色，壳厚，有卵盖，无肩峰，偶见小棘，卵内含毛蚴。

（9）麝猫后睾吸虫成虫（玻片标本）：大小约 5.4 ~ 10.2mm，与猫后睾吸虫成虫形似，区别在于卵巢与睾丸位置接近，卵巢小，呈卵圆形；卵黄腺聚集形成若干个颗粒样腺群；睾丸呈深裂状，分 4 叶。

（10）麝猫后睾吸虫卵（玻片标本）：显微镜观察，形似华支睾吸虫卵，卵圆形，浅黄色，平均大小约 $27\mu m \times 15\mu m$，可见卵盖，内含毛蚴。

2. 实验报告　标注异形异形吸虫、横川后睾吸虫、日本棘隙吸虫、徐氏拟裸茎吸虫、猫后睾吸虫和麝猫后睾吸虫成虫模式图的相应结构名称。

（程彦斌）

实验五

吸虫 -2

实验内容 --

日本血吸虫

日本血吸虫
(*Schistosoma japonicum*)

【目的要求】

1. 掌握日本血吸虫成虫和虫卵形态特征及生活史要点。

2. 熟悉日本血吸虫病的流行病学、主要危害、致病机制和防治原则;熟悉日本血吸虫病的常用病原学及免疫学诊断方法。

3. 了解日本血吸虫尾蚴形态特点和毛蚴在水中的形态及运动特点。

【实验内容】

1. 标本观察与示教

(1) 日本血吸虫成虫(卡红染色玻片标本):低倍镜观察,成虫雌雄异体,但呈合抱状态(图2-5-1)。雄虫长 10 ~ 20mm,乳白色,口、腹吸盘明显,两侧向腹面卷曲形成抱雌沟;雌虫纤细,形似线虫,长 12 ~ 28mm,因肠管内含较多红细胞消化后残留物质,故虫体呈灰褐色。

(2) 日本血吸虫雄虫(卡红染色玻片标本):低倍镜下观察,口、腹吸盘位于前端,相距较近,腹吸盘大于口吸盘,呈猪鼻状,明显可见;腹吸盘后有 7 个呈串珠状排列的睾丸;口吸盘中央为口,向后为食管及肠管,肠支在腹吸盘前分为 2 支,至虫体后 1/3 处汇合成单一的盲管直到虫体末端(图2-5-2、图 2-5-3)。

(3) 日本血吸虫雌虫(卡红染色玻片标本):低倍镜下观察,虫体前半段纤细,后半段较粗;口、腹吸盘均较小,相距较近,不明显;口吸盘中央为口,向后为食管及肠管,肠支在腹吸盘前分成 2 支,至虫体中部,即卵巢后方汇合成单一的盲管直到虫体末端,肠盲管周围有滤泡状的卵黄腺;卵巢呈长椭圆形,位于虫体中部;子宫长管状,位于卵巢之前,直达腹吸盘后方的生殖孔(图2-5-4、图 2-5-5)。

(4) 日本血吸虫卵(液浸标本):显微镜观察,虫卵的形态、大小、颜色、卵壳特点及其内含物。成熟虫卵呈椭圆形,虫卵周围可见黏附物,卵呈淡黄色,无卵盖,亚侧位可见小棘,内含梨形毛蚴(图

2-5-6)。

(5) 日本血吸虫毛蚴(卡红染色玻片标本):显微镜观察,呈梨形,注意其锥形的顶突和分泌黏多糖、蛋白酶等虫卵可溶性抗原的腺体细胞(图 2-5-7)。

(6) 日本血吸虫尾蚴(卡红染色玻片标本):显微镜观察,虫体分体部和尾部,后者又分为尾干和尾叉两部分,注意前端的头器和体内的腺细胞(图 2-5-8)。

(7) 日本血吸虫皮肤型童虫、肝门型童虫(卡红染色玻片标本):日本血吸虫尾蚴钻入宿主皮肤时脱去尾部,进入血流,在体内移行直至到达寄生部位,在发育为成虫之前均被称为童虫(schistosomulum)(图 2-5-9、图 2-5-10)。

(8) 湖北钉螺(大体标本):肉眼或放大镜观察自然干燥标本(图 2-5-11),辨识外形、大小、唇嵴和纵肋,并与其他人体寄生吸虫中间宿主的某些螺类进行比较鉴别,如华支睾吸虫的中间宿主豆螺、卫氏并殖吸虫中间宿主川卷螺、布氏姜片吸虫中间宿主扁卷螺等相鉴别。

(9) 日本血吸虫病理标本(液浸标本):肝和肠,肉眼观察病变情况。可见肝脏表面凹凸不平,由于大量虫卵沉积而有许多灰白色的虫卵结节。

(10) 日本血吸虫病病理组织切片:观察肝虫卵肉芽肿,可见在门静脉分支远端成簇分布的虫卵,以及虫卵周围的细胞浸润。

(11) 毛毕属吸虫尾蚴(卡红染色玻片标本):显微镜观察,虫体分体部和尾部,形态特征与日本血吸虫尾蚴相仿(图 2-5-12)。我国引起尾蚴性皮炎的主要是毛毕属吸虫(*Trichobilharzia*)和东毕属吸虫(*Orientobilharzia*)的尾蚴。

2. 实验操作

在进行粪便沉淀、虫卵浓集和毛蚴孵化实验、尾蚴逸出实验和动物接种感染时,应避免操作者感染和实验室污染。

(1) 活组织压片:自实验感染的病兔或小鼠肝表面剪取白色结节,置于两张洁净载玻片之间,轻轻压平,低倍镜观察虫卵肉芽肿形态。

(2) 虫卵浓集和毛蚴孵化实验(实验方法见"实验十一")。毛蚴孵化实验注意事项:

1) 粪便量与检出率有关,粪便过少或不新鲜,都可影响检出率;粪便过多时,则需增加换水的次数,影响工作效率。

2) 孵化用水必须是清水,适宜酸碱度为 pH7.2 ~ 7.6,如水质混浊有其他水生生物,可将水加热至 60℃以上杀死水生生物,或在每 50kg 水中加明矾 2g 和漂白粉 0.4g,充分搅拌以杀死其他水生生物,加漂白粉的水,不盖缸盖,夏季经 6 小时,冬天经 24 小时,待氯自然挥发后使用;急用时,可在加漂白粉 0.5 ~ 1 小时后,加硫代硫酸钠(大苏打)约 0.2 ~ 0.4g,经 0.5 小时脱氯后使用;水也可以经 260 目尼龙绢过滤去除其他水生生物后使用。

3) 毛蚴的孵出与温度的关系很大,温度高孵出快,但死亡亦快,因此应适当提早观察时间;水温在 25℃以上时,毛蚴可在换水清洗时已孵出而被倒掉,为此,可用 1% ~ 1.2% NaCl 进行换水清洗以抑制毛蚴过早孵出(NaCl 浓度在 0.7% 时即可抑制孵化,在 1.2% 以上可以杀死虫卵),在最后一次沉淀和倒入三角烧瓶孵化时,在冬季可用 40℃温水孵化,并用人工保温以加速毛蚴孵出。

4) 操作过程中应防止相互污染,所用器材应反复清洗,并用沸水杀灭虫卵。

(3) 尼龙绢筛集卵法:将粪便加水调匀,先经 60 目铜丝筛滤去粗粪渣,滤下的粪液再经 260 目尼龙绢筛过滤,并用水冲洗尼龙绢中粪渣至粪液洗净。由于血吸虫卵较 260 目尼龙绢筛网孔大,因此,虫卵多被集中于尼龙绢筛内(蛔虫、钩虫、鞭虫、肝吸虫等较小的虫卵,可漏过网孔)。将尼龙绢筛中清洗后的粪渣置于三角烧瓶内,加水进行孵化。尼龙绢筛用过后要注意清洗消毒,防止交叉污染。

(4) 环卵沉淀试验(circumoval precipitin test,COPT)(实验方法见"实验十一")。常用的 COPT 有蜡封片法和双面胶纸条法两种。

1) 双面胶纸条制作:取双面胶纸条(厚度约 300μm)一块,裁剪成 50mm×23mm 长条,用打孔器打两个相距约 8mm 的圆孔(直径 16mm)。双面胶纸条的一面有覆盖纸,将含有 50 个圆孔的胶纸条卷成一卷,备用。取双面胶纸条卷,剪成含有 2 个圆孔的胶纸条,将粘胶面紧贴在洁净的载玻片上。揭去双面胶纸条上的覆盖纸,在圆孔内加入干卵 100 ~ 150 个,然后用定量移液器加入受检者血清 50μl,将血清与干卵混匀。用镊子将 22mm×22mm 的盖玻片小心地覆盖在圆孔上,并在盖玻片的四角稍加压力,使它与胶纸粘牢。将标本片置于 37℃湿盒内,经 48 ~ 72 小时后,观察反应结果。

2) 蜡封片法:用毛笔蘸取熔化的石蜡,在洁净的载玻片上画两条与其长轴垂直的平行线(间距约 20mm),再画两条竖线使成正方形。在其中滴加待检血清 2 ~ 3 滴,用细针挑取适量鲜卵或干卵(约 100 ~ 150 个),混匀,盖以 24mm×24mm 盖片,用石蜡密封,37℃保温 48 小时后,低倍镜观察结果(必要时可观察 72 小时)。

3) 结果判定:典型的阳性反应为泡状、指状、片状或细长卷曲状的折光性沉淀物,边缘整齐,与卵壳牢固粘连。对阳性者观察 100 个卵,计算环沉率及反应强度比例。凡环沉率 ≥ 5% 者为阳性(在传播控制或传播阻断地区环沉率 ≥ 3% 者可判为阳性),1% ~ 4% 者为弱阳性。环沉率在治疗上具有参考意义。

"–"虫卵周围无沉淀物或仅出现直径＜10μm 的泡状沉淀物者。

"+"虫卵外周出现泡状沉淀物,累计面积小于虫卵面积的 1/2;或呈指状的细长卷曲样沉淀物,不超过虫卵的长径。

"++"虫卵外周出现泡状沉淀物的面积大于虫卵面积的 1/2;或细长卷曲样沉淀物相当或超过虫卵的长径。

"+++"虫卵外周出现沉淀物的面积大于虫卵本身面积;或细长卷曲样沉淀物相当或超过虫卵长径的 2 倍。

4) 环卵沉淀试验注意事项:

①在进行双面胶纸条试验时,应注意胶纸条粘胶面保持洁净,以保持其黏性,确保其与玻片紧贴。试验时用定量移液器加 50μl 血清于胶纸条圆孔中央,用小针将血清与干卵混匀,加盖玻片时,应避免产生气泡,并需在盖玻片的四角稍加压力,使其黏合严密,以免血清挥发,影响试验结果。

②在受试血清中加入干卵数不宜过多,以 100 ~ 150 个为宜,虫卵加入血清后须使虫卵均匀分散,切勿成团块。

③应准确掌握 COPT 的阳性反应标准。阳性反应的特征,即在虫卵周围呈现沉淀物,并有明

显的折光特点。

④计算环沉率时,须计数 100 个成熟虫卵反应结果,未成熟虫卵或破壳虫卵不应计数。

3. 实验报告

(1)绘日本血吸虫卵点线图,并标注结构的中、英文名称。

(2)绘日本血吸虫雄虫前段和雌虫中段点线图,并标注结构的中、英文名称。

(李朝品)

实验六

绦 虫

实验内容 ---

一、曼氏迭宫绦虫

二、阔节裂头绦虫

三、链状带绦虫

四、肥胖带绦虫

五、亚洲带绦虫

六、微小膜壳绦虫

七、缩小膜壳绦虫

八、细粒棘球绦虫

九、多房棘球绦虫

十、犬复孔绦虫

十一、其他人体寄生绦虫

一、曼氏迭宫绦虫
（*Spirometra mansoni*）

【目的要求】

1. 掌握曼氏迭宫绦虫裂头蚴的形态特征。

2. 熟悉曼氏迭宫绦虫成虫、虫卵的形态结构及裂头蚴病的实验室诊断方法。

3. 了解曼氏迭宫绦虫生活史及完成生活史的必要条件；人体感染裂头蚴的主要方式、人体常见的寄生部位及防治原则。

【实验内容】

1. 标本观察与示教

(1)曼氏迭宫绦虫成虫(液浸标本)：肉眼观察，虫体长60~100cm,头节细小呈指状。颈部细长，链体有节片约1000个，节片一般宽度均大于长度，但远端的节片长宽几近相等。成节和孕节的结构相似，肉眼即可见到每个节片中部凸起的子宫(图2-6-1)。

(2)曼氏迭宫绦虫头节(染色玻片标本)：低倍镜观察，头节呈指状，其背、腹面各有一条纵行的吸槽(图2-6-2)。

(3)曼氏迭宫绦虫成节和孕节(染色玻片标本):低倍镜观察,孕节与成节的结构相似,成节有雌雄生殖器官各一套。子宫位于节片中部,作 3 ~ 4 个或多至 7 ~ 8 个螺旋状盘曲,紧密重迭,略呈发髻状(图 2-6-3)。

(4)曼氏裂头蚴(液浸标本):肉眼观察,虫体呈乳白色,长带形,大小为(0.5 ~ 30)cm×(0.3 ~ 10)cm,头端膨大,中央有一明显凹陷,与成虫的头节相似;体不分节但具不规则横皱褶,后端多呈钝圆形(图 2-6-4)。

(5)曼氏迭宫绦虫卵(玻片标本):低倍镜观察,虫卵呈椭圆形,两端稍尖,长 52 ~ 76μm,宽 31 ~ 44μm,呈浅灰褐色,卵壳较薄,一端有卵盖,内有一个卵细胞和若干个卵黄细胞(图 2-6-5)。

(6)裂头蚴寄生于蛙肌肉病理标本(液浸标本):肉眼观察,见蛙腿肌肉内有寄生的裂头蚴。

2. 实验操作

(1)实验内容:蛙体内裂头蚴的检查,解剖青蛙,寻找组织中寄生的裂头蚴。

蛙是曼氏迭宫绦虫的第二中间宿主,裂头蚴主要寄生于蛙的肌肉等组织内,解剖蛙,寻找组织中的裂头蚴,进一步加深对曼氏迭宫绦虫生活史及致病的理解。通过本实验操作熟悉蛙的解剖方法;熟悉裂头蚴形态特征,以及在蛙体内的常见寄生部位。

(2)实验方法:用小锥从枕骨大孔刺入,处死青蛙。使蛙腹朝上,四肢伸展,固定在解剖板上,剪开腹部皮肤,剥去外皮,在皮下肌肉等组织中寻找裂头蚴,观察裂头蚴的寄生部位,虫体的形态、颜色、数量和活力,并记录。

(3)注意事项:

1)并非购买或捕捉到的每只蛙都会受到裂头蚴的感染。另外,蛙也不是每一个季节都能购买到,因而实验会受到一定的限制。

2)裂头蚴具有感染性,操作过程中要防止污染盘外和操作者,用过的器材及感染蛙肉应消毒处理,以免污染环境和引起感染。

3. 实验报告

(1)绘曼氏迭宫绦虫卵点线图,并标注结构的中、英文名称。

(2)绘曼氏迭宫绦虫成虫模式图,并标注结构的中、英文名称。

二、阔节裂头绦虫
(*Diphyllobothrium latum*)

【目的要求】

1. 掌握裂头蚴的形态结构特点、人体感染阔节裂头绦虫的方式。

2. 熟悉成虫和虫卵的形态结构。

3. 了解阔节裂头绦虫病的防治原则。

【实验内容】

1. 标本观察与示教

(1)阔节裂头绦虫成虫(液浸标本):肉眼观察,虫体较长,可达 10m,具有 3000 ~ 4000 个节片。头节细小呈匙状,颈部细长。成节的宽度显著大于长度,为宽扁的矩形。孕节的结构与成节基本相同(图 2-6-6)。

(2)阔节裂头绦虫头节(染色玻片标本):低倍镜观察,头节细小呈匙状,其背腹各有一条较窄而深凹的吸槽(图 2-6-7)。

(3)阔节裂头绦虫成节(染色玻片标本):低倍镜观察,有雌雄生殖器官各一套,雄性生殖孔和阴道外口共同开口于节片前部腹面的生殖腔。子宫位于节片中部,盘曲呈玫瑰花状(图2-6-8)。

(4)阔节裂头绦虫孕节(玻片标本):长2～4mm,宽10～12mm,最宽20mm,但末端孕节长宽相近。孕节与成节的结构相似。

(5)阔节裂头绦虫虫卵(玻片标本):显微镜观察,虫卵呈椭圆形,长55～76μm,宽41～56μm,呈浅灰褐色,卵壳较厚,一端有明显卵盖,另一端有一小棘,卵内含有一个卵细胞和多个卵黄细胞。虫卵排出时,卵内胚胎已开始发育。

(6)裂头蚴(液浸标本):为鱼肉内检获的阔节裂头绦虫裂头蚴。大小为(10～20)mm×(2～3)mm,灰白色,体前端稍大,尾部细,呈棍棒状,具有与成虫相似的头节,体不分节,但具横纹。

(7)裂头蚴寄生于鱼肉病理标本(液浸标本):肉眼观察,见鱼肉内有寄生的裂头蚴。

2. 实验报告　标注阔节裂头绦虫成虫头节、成节和孕节模式图的相应结构名称。

三、链状带绦虫
(*Taenia solium*)

【目的要求】

1. 掌握链状带绦虫的生活史、完成生活史的必要条件及人体感染的主要方式、带绦虫卵、成虫头节、孕节及猪囊尾蚴的形态特征。

2. 熟悉人患猪囊虫病和猪带绦虫病的原因、流行因素和防治原则。

3. 了解链状带绦虫成节形态、组织中猪囊尾蚴的形态特征。

【实验内容】

1. 标本观察与示教

(1)链状带绦虫成虫(液浸标本):肉眼观察,虫体乳白色,长2～4m,节片均较薄,略透明。头节近似球形,直径0.6～1mm,颈部纤细,长5～10mm。链体有节片约700～1000个,靠近颈部及链体前段的幼节细小,外形短而宽;中段的成节较大,近方形,末端的孕节最大,为窄长的长方形。三种节片是逐渐发育的,彼此之间无明显界限(图2-6-9)。

(2)链状带绦虫头节(染色玻片标本):低倍镜观察,头节近似球形,头节上除有4个吸盘外,顶端还具有能伸缩的顶突,顶突上有25～50个小钩,排列成内外两圈,内圈的钩较大,外圈的稍小(图2-6-10)。

(3)链状带绦虫成节(染色玻片标本):低倍镜观察,节片近方形,内部具有雌、雄生殖器官各一套。睾丸约150～200个,呈滤泡状,散布在节片的两侧。卵巢位于节片后1/3的中央,分为三叶,除左右两叶外,在子宫与阴道之间另有一中央小叶。卵黄腺呈块状,位于卵巢之后(图2-6-11)。

(4)链状带绦虫孕节(墨汁灌注玻片标本):肉眼观察;节片长方形,墨汁注射后,仅可见子宫,其他器官均退化。子宫由主干向两侧分支,每侧约7～13支,各分支不整齐并可继续分支呈树枝状(图2-6-12)。

(5)链状带绦虫卵(玻片标本):显微镜观察,虫卵呈球形或近似球形,直径31～43μm,棕黄色。外面是较厚的胚膜,具有放射状的条纹。胚膜内是球形的六钩蚴,有3对小钩。六个小钩常因不在同一平面上,往往不易在同一焦距下全部看到。所见的虫卵多无卵壳,因卵壳易于脱落(图2-6-13、图2-6-14)。链状带绦虫虫卵与肥胖带绦虫、亚洲带绦虫的虫卵形态相似,统称为带绦虫虫卵。在光镜下难以区别。

(6)猪囊尾蚴(染色玻片标本)(液浸标本):囊尾蚴头节形态特征与成虫头节相似(图2-6-15)。肉眼观察,囊尾蚴为白色半透明、卵圆形的囊状体,黄豆大小。囊内充满透明的囊液,囊内见一米粒大小的白点,是向内翻卷收缩的头节(图 2-6-16)。

(7) 猪囊尾蚴寄生猪肉、猪脑、猪心及猪舌等脏器组织病理标本(液浸标本):肉眼观察,寄生在上述猪体各部位的囊尾蚴及切开的囊尾蚴以及虫囊与周围组织的关系(图 2-6-16)。

2. 带绦虫孕节检查

(1) 目的要求:掌握带绦虫孕节的检查方法。

(2) 实验内容:带绦虫孕节检查及子宫分支计数法。

(3) 实验方法:绦虫节片用清水洗净,置于两张载玻片之间,轻轻压平,对光观察内部结构,并根据子宫的分支情况鉴定虫种。也可用注射器取少许墨汁从孕节生殖孔插入后缓慢注入,待子宫分支显现后计数。

(4) 注意事项:

1) 孕节子宫分支情况的观察是鉴定带绦虫虫种的主要依据,子宫每侧分支的计数应从根部计数。猪带绦虫每侧分支数为 7 ~ 13 支,牛带绦虫 15 ~ 30 支。

2) 孕节子宫内虫卵一般未完全死亡,仍具感染性,所用的器皿及可能被污染的桌面等必须消毒处理,以杀死虫卵。如有条件宜用浓度为 3% ~ 20% 甲酚皂(来苏儿)消毒,以防污染。操作者应戴一次性手套,以防感染。

3. 实验报告

(1) 绘带绦虫卵点线图,并标注其结构的中、英文名称。

(2) 绘链状带绦虫成虫头节、成节和孕节的模式图,并标注相应结构的中、英文名称。

四、肥胖带绦虫
(*Taenia saginata*)

【目的要求】

1. 掌握肥胖带绦虫与链状带绦虫生活史鉴别要点;肥胖带绦虫头节、孕节及牛囊尾蚴的形态特征。

2. 熟悉人感染牛带绦虫病的原因和途径、流行因素和防治原则。

3. 了解肥胖带绦虫成节的形态特征。

【实验内容】

1. 标本观察与示教

(1) 肥胖带绦虫成虫(液浸标本):肉眼观察,成虫外观与猪带绦虫较相似,但在虫体的大小及结构上存在差异。虫体长 4 ~ 8m,节片较厚,不透明。具有 1000 ~ 2000 个节片(图 2-6-17)。

(2) 肥胖带绦虫头节(染色玻片标本):低倍镜观察,头节略呈方形,头节上除有 4 个吸盘外,无顶突及小钩(图 2-6-18)。

(3) 肥胖带绦虫成节(染色玻片标本):低倍镜观察,卵巢只分 2 叶,子宫前端常可见短小分支,睾丸 300 ~ 400 个,数目较多(图 2-6-19)。

(4) 肥胖带绦虫孕节(玻片标本):肉眼和低倍镜观察,子宫分支较整齐,每侧约 15 ~ 30 支,支端多有分叉(图 2-6-20)。

(5) 牛带绦虫卵(玻片标本):显微镜观察,牛带绦虫卵与猪带绦虫卵形态相似,在光镜下难以区别(图 2-6-13、图 2-6-14)。

(6) 牛囊尾蚴(玻片标本、液浸标本):低倍镜观察牛囊尾蚴的头节无顶突及小钩(图 2-6-21)。肉眼观察液浸标本,囊尾蚴与猪囊尾蚴相似(图 2-6-16)。

(7) 牛囊尾蚴寄生牛肉、心肌病理标本(液浸标本):囊尾蚴外形与猪囊尾蚴相似(图 2-6-22)。

2. 实验报告 绘肥胖带绦虫成虫头节、成节和孕节的模式图,并标注结构的中、英文名称。

(陈 艳 牟 荣)

五、亚洲带绦虫
(*Taenia asiatica*)

【目的要求】

1. 掌握亚洲带绦虫生活史与猪带绦虫及牛带绦虫的鉴别要点、成虫的形态结构特点。

2. 熟悉亚洲带绦虫病的流行因素和防治原则。

3. 了解亚洲带绦虫病的实验室诊断方法。

【实验内容】

1. 标本观察与示教

(1) 亚洲带绦虫成虫(液浸标本):肉眼观察,成虫外观体长 1.7 ~ 6m(体短的多见)。节片数约为 220 ~ 1016 节(节片少的虫体多见)(图 2-6-23)。

(2) 亚洲带绦虫头节(染色玻片标本):低倍镜观察,头节均略呈方形,具有顶突和无顶突两种形态,有顶突者结构微小,顶突上无小钩结构(图 2-6-24)。

(3) 亚洲带绦虫成节(染色玻片标本):低倍镜观察,成节卵巢分为 2 叶,有阴道括约肌,睾丸数为 354 ~ 1197 个,分布在整个节片的背面,但不分布到卵黄腺之后(图 2-6-25)。

(4) 亚洲带绦虫孕节(染色玻片标本):低倍镜观察,孕节子宫侧支 11 ~ 32 支,分支明显呈现出一个节片有基部分枝和末端分叉共存现象(图 2-6-26)。

(5) 亚洲带绦虫囊尾蚴(玻片标本):低倍镜观察,囊尾蚴体积较小,头节上具有两圈发育不良的小钩(图 2-6-27)。

(6) 亚洲带绦虫卵(玻片标本):显微镜观察,亚洲带绦虫卵与猪带绦虫卵、牛带绦虫卵形态相似,在光镜下难以区别(图 2-6-13、图 2-6-14)。

(7) 亚洲带绦虫囊尾蚴寄生猪肝脏病理标本(液浸标本):囊尾蚴外形与猪带绦虫囊尾蚴相似(图 2-6-28)。

2. 实验报告 绘亚洲带绦虫成虫头节、成节和孕节的模式图,并标注结构的中、英文名称。

六、微小膜壳绦虫
(*Hymenolepis nana*)

【目的要求】

1. 掌握微小膜壳绦虫生活史及虫卵形态结构特点。

2. 熟悉微小膜壳绦虫的流行因素和防治原则。

3. 了解微小膜壳绦虫病的实验室诊断方法。

【实验内容】

1. 标本观察

(1) 微小膜壳绦虫成虫(液浸标本):肉眼观察,虫体较小,长约 5 ~ 80mm。

(2) 微小膜壳绦虫成虫(染色玻片标本):低倍镜观察,头节呈球形,具有 4 个吸盘和顶突;成节内有 3 个较大的圆球形睾丸,横列于节片中部,卵巢叶状,位于节片中央。卵黄腺球形,位于卵巢后方;孕节子宫袋状,其内充满虫卵并占据整个节片(图 2-6-29、图 2-6-30)。

(3) 微小膜壳绦虫卵(玻片标本):显微镜观察,圆形或椭圆形,无色透明,卵壳较薄,壳内有较厚的胚膜,胚膜两端略凸,并由该处各发出 4 ~ 8 根丝状物,弯曲地延伸在卵壳和胚膜之间,胚膜内为六钩蚴。

2. 实验报告 绘微小膜壳绦虫卵图,并标注结构的中、英文名称。

七、缩小膜壳绦虫
(*Hymenolepis diminuta*)

【目的要求】

1. 掌握缩小膜壳绦虫生活史及虫卵形态结构特点。

2. 熟悉缩小膜壳绦虫的流行因素和防治原则。

3. 了解缩小膜壳绦虫病的实验室诊断方法。

【实验内容】

1. 标本观察与示教

(1) 缩小膜壳绦虫成虫(液浸标本):肉眼观察,缩小膜壳绦虫中型绦虫,体长 200 ~ 600mm,节片数 800 ~ 1000。

(2) 缩小膜壳绦虫成虫(染色玻片标本):低倍镜观察,顶突发育不好,藏在头凹中,不易伸出,无小钩;孕节子宫呈袋状,多为长圆形(图 2-6-31、图 2-6-32)。

(3) 缩小膜壳绦虫卵(涂片标本):显微镜观察,该虫卵较微小膜壳绦虫大,黄褐色,卵壳较厚,胚膜两端无丝状物,但卵壳与胚膜间有透明胶状物。

2. 实验报告 绘缩小膜壳绦虫卵,并标注结构的中、英文名称。

(杨毅梅)

八、细粒棘球绦虫
(*Echinococcus granulosus*)

【目的要求】

1. 掌握棘球蚴的形态特征及细粒棘球绦虫的生活史。

2. 熟悉细粒棘球绦虫的致病和诊断。

3. 了解细粒棘球绦虫成虫的形态、流行与防治。

【实验内容】

1. 标本观察与示教

(1) 细粒棘球绦虫成虫(染色玻片标本):低倍镜观察,虫体细小,长 2 ~ 7mm,头节梨形,具有 4 个吸盘和 1 个明显的顶突,顶突小钩排列成放射状。链体由幼节、成节和孕节各 1 片组成,偶尔多 1 节(图 2-6-33)。

(2) 细粒棘球绦虫原头蚴(染色玻片标本):低倍镜观察,原头蚴被染成红色,椭圆形,头节翻出或内陷。高倍镜下,具顶突和四个吸盘。由于吸盘重叠,常仅见两个吸盘,顶突上有小钩(图 2-6-34)。

(3) 细粒棘球绦虫卵(玻片标本):显微镜观察与带绦虫卵相似。

(4) 细粒棘球绦虫棘球蚴(玻片标本):低倍镜观察,棘球蚴的构造从外向内依次观察。首先看到的是具有细胞核的多层假囊壁,此为中间宿主的组织。其次见棘球蚴的真囊壁,由两层组成。外层为角皮层,无细胞核;内层为生发层,具有许多细胞核。生发层向内囊内长出许多育囊和原头蚴。育囊的生发层仍可分泌角质层,而为子囊。

（5）棘球蚴寄生动物肝脏病理标本（液浸标本）：肝脏剖面可见一个或多个大小不等的囊状物，即为棘球蚴。由于囊壁被剖开，囊液丢失，可见肝内形成空洞。在囊壁上有许多颗粒状白点为生发囊。

2. 实验报告

（1）绘细粒棘球绦虫原头蚴的点线图，并标注结构的中、英文名称。

（2）绘细粒棘球绦虫成虫模式图，并标注结构的中、英文名称。

九、多房棘球绦虫
（*Echinococcus multilocularis*）

【目的要求】

1. 掌握多房棘球绦虫泡球蚴（幼虫）的形态特征及生长特点。

2. 熟悉多房棘球绦虫成虫的基本形态及与其他绦虫的区别。

3. 了解两型包虫病的鉴别要点。

【实验内容】

1. 标本观察与示教

（1）多房棘球绦虫成虫（染色玻片标本）：成虫外形和结构与细粒棘球绦虫相似，但虫体更小，长1.2 ~ 3.7mm（图 2-6-35）。

（2）多房棘球绦虫虫卵（玻片标本）：该卵与细粒棘球绦虫卵相似。

（3）多房棘球绦虫的泡球蚴（HE 染色玻片标本）：低倍镜观察，无完整结构，为多发外生性的囊，以出芽的方式向周围组织增殖出许多小囊，呈淡黄色或灰白色的囊泡状团块，由无数小的囊泡聚集而成，囊泡为圆形或椭圆形，囊泡切后，可见两层囊壁，外层的角皮层很薄，无细胞结构，常不完整。内层为胚层，囊泡内含胶状物和原头蚴（人体感染无原头蚴）。

（4）泡球蚴寄生动物肝脏病理标本（液浸标本）：泡球蚴为淡黄色或白色的囊泡状团块，由于泡球蚴在肝实质内向外芽生蔓延，也可向内芽生形成隔膜，切面呈蜂窝状大小囊泡，内含胶状物或豆渣样碎屑。

2. 实验报告　绘多房棘球绦虫成虫模式图，并标注其结构的中、英文名称。

（陈　艳　牟　荣）

十、犬复孔绦虫
（*Dipylidium caninum*）

【目的要求】

1. 熟悉犬复孔绦虫成虫和虫卵的形态特点，生活史特征、致病和实验诊断。

2. 了解犬复孔绦虫病的流行因素和防治原则。

【实验内容】

1. 标本观察与示教

（1）犬复孔绦虫成虫（液浸标本）：小型绦虫，长约 10 ~ 15cm，宽 3 ~ 4mm，背腹扁平，前窄后宽。

（2）犬复孔绦虫成虫头节（玻片标本）：低倍镜观察，头节近似菱形，横径约 0.4mm，上有 4 个吸盘和 1 个可伸缩的顶突，顶突上有 4 圈小钩。

（3）犬复孔绦虫成节（玻片标本）：低倍镜观察节片长方形，可见滤泡状睾丸 100 ~ 200 个。卵巢 2 个，位于两侧生殖孔内侧，每个卵巢后方各有 1 个分叶状卵黄腺。

(4) 犬复孔绦虫孕节(玻片标本):低倍镜观察节片长方形,可见子宫呈网状,内含数个贮卵囊,每个贮卵囊内含 2 ～ 24 个虫卵。

(5) 犬复孔绦虫卵(玻片标本):高倍镜观察可见虫卵圆球形,直径 35 ～ 50μm,具有两层薄的卵壳,卵壳无色透明,卵内内含 1 个六钩蚴(图 2-6-36)。

2. 实验报告

(1) 用铅笔绘制犬复孔绦虫卵点线图。

(2) 标注犬复孔绦虫成节和孕节模式图相应结构的名称。

十一、其他人体寄生绦虫
(other human parasitic cestodes)

本次实验所涉及的其他人体寄生绦虫包括西里伯瑞列绦虫(*Raillietina celebensis*)、克氏假裸头绦虫(*Pseudanoplocephala crawfordi*)、司氏伯特绦虫(*Bertiella studeri*)、巨颈带绦虫(*Taenia taeniaformis*)、泡状带绦虫(*Taenia hydatigena*)和线中殖孔绦虫(*Mesocestoides lineatus*)等,应结合理论教材检索病例进行讨论。

【目的要求】

1. 熟悉西里伯瑞列绦虫、克氏假裸头绦虫、司氏伯特绦虫、巨颈带绦虫、泡状带绦虫(又称水泡带绦虫)和线中殖孔绦虫宿主关系、感染阶段、人体感染的方式、对人体的危害。熟悉虫卵形态结构特点及实验诊断。

2. 了解流行分布及防治原则。

【实验内容】

1. 标本示教

(1) 西里伯瑞列绦虫成虫(液浸标本):虫体长约 32cm,180 余个节片,前窄后宽,乳白色。

(2) 西里伯瑞列绦虫孕节(玻片标本):孕节外形略呈椭圆形,内含圆形或椭圆形贮精囊,约 300 余个,每个贮精囊含 1 ～ 4 个虫卵。

(3) 西里伯瑞列绦虫卵(玻片标本):显微镜观察,卵呈船形,约 45μm × 27μm,具有两层薄的壳,内含 1 个六钩蚴。

(4) 克氏假裸头绦虫成虫(液浸标本):虫体长约 97 ～ 167cm,2000 多个节片,前窄后宽,乳白色,全部节片都为宽扁的矩形,生殖孔大多位于节片同一侧。

(5) 克氏假裸头绦虫孕节(玻片标本):孕节为宽扁的矩形,内含 2000 ～ 5000 个虫卵。

(6) 克氏假裸头绦虫卵(玻片标本):显微镜观察,近圆形,棕黄色,与缩小膜壳绦虫卵相似,但较大,直径为 84 ～ 108μm,壳较厚且表面有颗粒状凸起,易破裂,内为胚膜,胚膜与卵壳之间充满胶质体,胚膜内含 1 个六钩蚴,六钩蚴与胚膜之间有明显的空隙。

(7) 司氏伯特绦虫卵(玻片标本):显微镜观察,呈不规则的卵圆形,大小约 45μm × 50μm。卵壳无色透明,其下有 1 层蛋白质膜包绕的梨形结构,此结构一端具有双角的凸起,凸起尖端可达卵壳,内含六钩蚴。

(8) 巨颈带绦虫成虫(液浸标本):虫体长 15 ～ 60cm,头节粗壮,顶突肥大呈半球形突出,其上有 4 个吸盘向外突出,颈部明显。

(9) 叶状(带状)囊尾蚴(液浸标本):长链状,头节裸露不内陷,后接一个假分节的链体,后为一个伪囊。

(10) 泡状(水泡)带绦虫成虫(液浸标本):虫体长约 75 ～ 500cm,约 250 ～ 300 个节片,头节顶突上有 50～60 个小沟排成两圈。成节有睾丸 600～700 个;孕节内子宫每侧有 5～10 个分支。

(11) 细颈囊尾蚴(液浸标本):似囊泡状,黄豆大小到鸡蛋大小不等,囊壁乳白色,囊泡内充满透明液体,肉眼可见囊壁上有一个乳白色结节,是其内陷的头节。

(12) 线中殖孔绦虫成虫(液浸标本):肉眼观察,虫体长约 30～250cm,最宽处 3mm,有 800～1000 余个节片,前窄后宽,乳白色。

(13) 线中殖孔绦虫卵(玻片标本):椭圆形,无色透明,大小为 $(40～60)\mu m \times (35～43)\mu m$,具有两层薄膜,卵内含六钩蚴。

2. 实验报告　标注西里伯瑞列绦虫、克氏假裸头绦虫、司氏伯特绦虫、巨颈带绦虫和泡状带绦虫及线中殖孔绦虫模式图的相应结构名称。

（程彦斌）

实验七
线虫-1

实验内容 --

一、似蚓蛔线虫（蛔虫）

二、毛首鞭形线虫（鞭虫）

三、蠕形住肠线虫（蛲虫）

四、十二指肠钩口线虫和美洲板口线虫（钩虫）

五、粪类圆线虫

六、广州管圆线虫

一、似蚓蛔线虫（*Ascaris lumbricoides*）
蛔虫（roundworm）

【目的要求】

1. 掌握蛔虫成虫和卵的形态特点及生活史要点。

2. 熟悉蛔虫的致病及实验诊断方法。

3. 了解蛔虫流行因素及防治原则。

【实验内容】

1. 标本观察与示教

（1）**蛔虫受精卵**（玻片标本）：显微镜观察，虫卵呈宽椭圆形，大小为 $(45 \sim 75)\mu m \times (35 \sim 50)\mu m$，卵壳厚而透明，壳外附一层凹凸不平的蛋白质膜，其色棕黄，系在宿主肠道内由胆汁染成。卵内含一大而圆的受精卵细胞，其两端与卵壳之间常有半月形空隙（图 2-7-1）。陈旧或便秘患者粪便内虫卵的半月形空隙常消失（也可因镜下虫卵的位置或在卵细胞发育晚期而看不见）。若受精卵脱去蛋白质膜，即为脱蛋白质膜蛔虫受精卵，此时虫卵色浅或无色透明，卵壳清晰、厚薄均匀（图 2-7-2），需与钩虫卵相鉴别。

（2）**蛔虫未受精卵**（玻片标本）：显微镜观察，虫卵狭长，呈黄褐色或灰黄色，大小为 $(88 \sim 94)\mu m \times (39 \sim 44)\mu m$。卵壳与蛋白质膜均较受精卵薄，其内容物为大小不等折光性较强的屈光颗粒（图 2-7-3）。

（3）**蛔虫感染期卵**（培养 3 周后的活卵）：显微镜观察，见感染性蛔虫卵的外形、大小、蛋白膜和卵壳基本与受精卵相似，但卵内含有一条活动的线状幼虫（图 2-7-4）。

（4）**蛔虫唇瓣**（染色玻片标本）：低倍镜观察唇瓣的形状、数目（3 个）及排列形式（品字形）。注意唇瓣与口孔的关系,唇瓣内缘有细齿(图 2-7-5)。

(5) 蛔虫成虫(液浸标本):肉眼观察,标本呈乳白色,长圆柱形。两端较细,体长约 15～35cm,身体两侧各有一条纵形而明显的侧线(白色)。头部较尾部稍细长。雌虫较粗而长、尾尖直;雄虫较细而短、尾部卷曲,有时可看到两根交合刺(图 2-7-6)。

(6) 蛔虫成虫内部结构(液浸标本):

1) 消化系统:消化道为一直管,由口、咽、食管、肠管组成。雌虫肠管末端为肛门,雄虫肠管末端为泄殖腔。

2) 生殖系统:雌虫生殖系统为双管型,细长缠绕,十分发达。每条管可分为卵巢、输卵管、子宫三部分,各个部位之间无明显界限。两条子宫汇合通入阴道,阴门开口于虫体前 1/3 的腹面中线上。雄虫生殖系统为单管型,分为睾丸、输精管、储精囊及射精管各部分,射精管通入虫体末端的泄殖腔,并由此伸出两根交合刺。

(6) 蛔虫病理标本(液浸标本):

1) 蛔虫性肠梗阻:见数条蛔虫扭结成团,将小肠管阻塞,导致肠道梗阻。

2) 蛔虫性阑尾炎:见一或多条蛔虫钻入阑尾并嵌在其中,导致蛔虫性阑尾炎。

2. 实验操作

(1) 实验内容:鼠肺组织压片检查蛔虫幼虫(蛔蚴)。

小鼠感染蛔虫后,幼虫在其体内移行至肺。解剖小鼠,取肺组织制成压片,在显微镜下可观察到活动的蛔虫幼虫(蛔蚴)。

1) 材料:小鼠、雌性蛔虫、解剖器械、玻璃平皿、滤纸、棉棍、2% 甲醛液、25℃孵箱。

2) 操作方法:①感染性虫卵孵化及小鼠感染:在玻璃平皿底部铺一层滤纸,倒入适量 2% 甲醛液使其湿润。从蛔虫子宫末端取出虫卵,均匀涂抹在平皿底部的滤纸表面。平皿加盖后置 25℃孵箱培养。3 周后取虫卵置显微镜下观察,如见卵内有活动的幼虫即为感染性虫卵。将小鼠饥饿一天,挑取感染性蛔虫卵一小团(约米粒大小),与饲料混均匀后饲喂小鼠(上述步骤可由实验员提前完成)。②小鼠肺组织压片检查:接种后第 7～12 天,剖杀小鼠取出肺,用剪刀剪取一小片肺组织,放在两个载玻片之间,用手轻轻加压,用低倍镜观察可见活跃运动的蛔虫幼虫。

3) 注意事项:①蛔虫卵的孵化需在特定的温度和湿度条件下进行。②小鼠感染前必须保证虫卵已发育至感染阶段(内含活动的幼虫)。③解剖小鼠时间需在接种后的 7～12 天。此时幼虫多已移行至肺。④作肺组织压片时,剪取的肺组织不宜过多,否则两张载玻片不能贴紧以至影响镜下观察。

3. 实验报告

(1) 绘蛔虫受精卵点线图,并标注结构的中、英文名称。

(2) 绘蛔虫成虫模式图,并标注结构的中、英文名称。

二、毛首鞭形线虫(*Trichuris trichiura*)
鞭虫(whipworm)

【目的要求】

1. 掌握毛首鞭形线虫虫卵和成虫的形态特点及生活史要点。

2. 熟悉成虫寄生部位、感染阶段、主要致病阶段、病理改变及实验诊断方法。

3. 了解鞭虫流行及防治原则。

【实验内容】

1. 标本观察与示教

（1）鞭虫卵（玻片标本）：显微镜观察，虫卵形似腰鼓，大小约为(50 ~ 54)μm × (22 ~ 23)μm，黄褐色。高倍镜下，卵的两端各有一透明塞状突起，卵壳厚，内含一个细胞（图2-7-7）。

（2）鞭虫成虫（染色标本）：成虫虫体呈乳白色，头端细尾端粗，外形似马鞭。体长约为3 ~ 5cm，雌虫较长，尾端钝圆而不卷曲。雄虫较小，尾部向腹面卷曲（图2-7-8）。

（3）鞭虫头端插入肠黏膜（液浸标本）：鞭虫以其细线状的头端插入肠黏膜，尾端粗大部分悬挂于肠腔中。因虫体存活时吸食宿主血液，故体内呈黑褐色。

2. 实验报告　绘鞭虫卵点线图，并标注结构中、英文名称。

三、蠕形住肠线虫（Enterobius vermicularis）
蛲虫（pinworm）

【目的要求】

1. 掌握蠕形住肠线虫虫卵和成虫的形态特点及生活史要点。

2. 熟悉蛲虫的致病机制、主要并发症及常用诊断方法。

3. 了解蠕形住肠线虫流行及防治原则。

【实验内容】

1. 标本观察与示教

（1）蛲虫卵（玻片标本）：显微镜观察，将光线调暗，可见无色透明且略呈椭圆形的虫卵。其大小约为(50 ~ 60)μm × (20 ~ 30)μm，外形不对称，一侧较平，一侧较凸，两端稍尖圆。卵壳较厚，透明。刚排出的卵，其内含物为蝌蚪状胚胎(tadpole-like embrgo)。成熟虫卵，内含一条蜷曲的线形幼虫（图2-7-9）。

（2）蛲虫雌虫（染色玻片标本）：低倍镜观察虫体呈粉红色，体前端稍窄，尾部尖直细长，头端两侧有透明的头翼，食管后端呈圆球形的食管球，虫体大部分被含卵子宫充满（图2-7-10）。

（3）蛲虫成虫（染色玻片标本）：体小，似线头。雌虫较大，约1cm，尾部直而尖细，末端半透明。雄虫较雌虫小，约为雌虫的1/3 ~ 1/2，尾部向腹面卷曲呈"6"字形（图2-7-11）。

2. 实验操作　透明胶纸法（cellophane tape method）。

根据雌蛲虫在宿主肛周产卵的生物学特点，可用透明胶带粘取肛周皮肤皱襞上的虫卵。

（1）材料：透明胶带、载玻片、乳胶手套、棉签和二甲苯等。

（2）操作方法：将透明胶带（长 × 宽约 6cm × 1.5cm）贴在载玻片上，玻片一端留贴标签。注明受检者姓名、年龄、性别、检查日期等。检查者戴手套后，将胶带一端揭起，贴于受检者肛门皱褶处，用棉签轻轻按压，使胶带与肛周皮肤贴紧，取下后均匀贴在载玻片上。镜检。

（3）注意事项：①采集虫卵时间需在患者夜间入睡后2 ~ 3小时至清晨未解大便之前；②粘取虫卵后，应将胶带展平后贴在玻片上，避免出现皱褶或气泡，以免影响观察。

3. 实验报告　绘蛲虫卵图，并标注结构的中、英文名称。

（段义农）

四、十二指肠钩口线虫（Ancylostoma duodenale）
和美洲板口线虫（Necator americanus）
钩虫（hookworm）

【目的要求】

1. 掌握钩虫成虫和虫卵的形态特征及生活史特点。

2. 熟悉钩虫的致病及诊断。

3. 了解两钩虫病的流行因素和防治原则。

【实验内容】

1. 标本观察与示教

(1) 钩虫卵(玻片标本):显微镜观察,将光线调暗,可见较蛔虫卵稍小、椭圆形、无色透明,或稍带淡黄色的虫卵,长 × 宽为(56 ~ 76)μm×(36 ~ 40)μm。卵壳极薄,内含卵细胞,刚从人体排出的钩虫卵多含 4 ~ 8 个卵细胞,卵细胞与卵壳之间有一明显空隙,若搁置较久,卵细胞分裂增多,多见桑葚胚期或为幼虫阶段(图 2-7-12)。

(2) 钩虫成虫(液浸标本):两种钩虫,虫体皆为乳白色,长圆柱形,长约 1cm 左右,头部稍向背侧弯曲,雌虫尾部稍尖,雄虫尾部膨大如伞状,为交合伞。十二指肠钩虫体前端与尾端均向背侧弯曲略似 C 形(图 2-7-13)。美洲钩虫较十二指肠钩虫略小,虫体前端向背侧弯曲,尾端向腹侧弯曲似 S 形(图 2-7-13)。

(3) 钩虫成虫(染色玻片标本):低倍镜观察,两种钩虫在虫体体形、口囊、咽管等结构,比较两种钩虫的鉴定特征(图 2-7-14 ~ 图 2-7-17)。

(4) 十二指肠钩虫口囊(染色玻片标本):低倍镜观察,口囊的腹侧有两对透明的三角形钩齿(图 2-7-18)。

(5) 美洲钩虫口囊(玻片标本):低倍镜观察,口囊的腹侧有一对半月形的板齿(图 2-7-19)。

(6) 十二指肠钩虫交合伞(染色玻片标本):低倍镜观察,宽度大于长度,两根交合刺末端分开。撑开时略呈圆形。典型标本在高倍下可见背肋由末端分二支,再各分三小支,是虫种鉴别的依据之一(图 2-7-20)。

(7) 美洲钩虫交合伞(染色玻片标本):低倍镜观察,宽度大于长度,两根交合刺末端合并,形成一倒钩。撑开时略呈扁圆形。典型标本在高倍镜下可见背肋由基部分二支,再各分二小支,是虫种鉴别的依据之一(图 2-7-21)。

(8) 钩虫丝状蚴(玻片标本):低倍镜或解剖镜观察,活体细长,无色、透明;固定染色后呈粉红色。外表光滑,并已有一层鞘膜,口孔封闭,尾端尖细。

(9) 犬钩虫肠黏膜(液浸标本):犬钩虫附着于狗小肠黏膜,可见多个附着于肠黏膜的钩虫,虫体灰白色,圆柱状,咬附于肠壁。

2. 实验操作　钩蚴培养法(cultivation method for hookworm larvae)。

钩虫卵在一定温、湿度条件下可自行孵化出钩蚴,可以此作出诊断。此法的优点是操作简单、阳性率高(约是粪便涂片法的 7.2 倍)。

(1) 材料:大玻璃试管(1cm×10cm)、剪刀、滤纸、吸管和木签等。

(2) 操作方法:将冷开水 1.5 ~ 2.0ml 加入清洁的试管内,用剪刀将滤纸剪成与试管内径等宽,比试管略长的纸条,用铅笔在纸的上端写明受检者姓名或编号及日期。用木签挑取约 0.4g 粪便均匀地涂在纸条的上部 2/3 处,再将纸条插入含有冷开水的试管内,使涂粪便的一面朝向管心,下端浸入水中,切勿使粪便接触液面。将试管置 25 ~ 30℃温箱内孵育。每天从滤纸对侧的试管壁添加少量清水,以保持液面高度。若受检者有钩虫感染,3 ~ 5 天后可在试管底部观察到呈蛇形运动的钩蚴。

(3) 注意事项:①当外界温度低于 15℃时,不利于钩虫卵发育,故此时所取粪便,应及时进行培养。②要用锐利剪刀剪裁滤纸条,而忌用刀裁,否则由此产生的纸纤维会与钩蚴混淆。③孵化后,可能有一部分钩蚴仍停留在滤纸上。检查前,可先将试管置另一容器内浸于 40 ~ 45℃水内,约 20

分钟,以使幼虫移至试管水中,如此可提高检出率。④加强自我保护,防止感染。实验完成后需将纸条和试管浸于沸水中将钩蚴杀灭。⑤现场采集粪便标本时,应防止被污染,嘱受检者将粪便排于清洁的容器内,以免混入其他线虫幼虫。

3. 实验报告

(1)绘钩虫卵图,并标名中、英文名称。

(2)标注钩虫成虫模式图相应结构的中、英文名称。

五、粪类圆线虫
（*Strongyloides stercoralis*）

【目的要求】

1. 熟悉粪类圆线虫的致病特点。

2. 了解自生和寄生世代成虫、虫卵和幼虫的形态特征。

【实验内容】

1. 标本观察与示教

(1)粪类圆线虫自生世代成虫:(染色玻片标本)低倍镜观察。虫体小,雄虫长约 0.7 ～ 1.0mm,雄虫尾端向腹面卷曲,具 2 根交合刺。雌虫长约 1.0 ～ 1.7mm,尾端尖细。

(2)粪类圆线虫寄生世代成虫(玻片标本):低倍镜观察。雌虫约 2.2mm,虫体半透明,角皮具细横纹,尾端尖细,咽管细长,约占虫体长的 1/3 ～ 2/5。在人痰液涂片时可发现虫体(图 2-7-22)。

(3)粪类圆线虫寄生世代幼虫:

1)杆状蚴(玻片标本):低倍镜观察,头端钝圆,尾部尖细,长约 0.2 ～ 0.45mm,生殖原基明显可见。

2)丝状蚴(玻片标本):低倍镜观察,虫体细长,长约 0.6 ～ 0.7mm,咽管约为体长的 1/2;尾端尖细,微分叉。粪类圆线虫的丝状蚴与钩虫和东方毛圆线虫的幼虫极为相似,应注意鉴别。

(4)粪类圆线虫卵(玻片标本):显微镜观察,虫卵椭圆形,较透明,卵壳薄,与钩虫卵形态相似,但较小,部分卵内含 1 条胚幼(该卵常不易见到)。

2. 实验报告　总结粪类圆线虫致病和诊断的特点。

六、广州管圆线虫
（*Angiostrongylus cantonensis*）

【目的要求】

1. 熟悉广州管圆线虫成虫和第一期幼虫形态、生活史和致病的特点。

2. 了解广州管圆线虫的流行与防治原则。

【实验内容】

1. 标本观察与示教

(1)广州管圆线虫成虫头端:头端钝圆,无明显口囊,咽管较短,后连接直的肠管。

(2)广州管圆线虫雄虫尾端:雄虫尾端有一略呈肾形的单叶交合伞。腹腹肋稍短,紧靠侧腹肋,中侧肋较后侧肋略长,两者长度比值约为 0.61。外背肋粗大,背肋甚小,末端有 3 个疣状突起。

(3)广州管圆线虫雌虫尾端:雌虫尾端呈斜锥状,子宫内充满大量虫卵,经阴门开口于外。阴门位于肛孔前端。肛孔位于虫体近尾端。

(4)广州管圆线虫成虫(液浸标本):成虫线状,体表具微细环状横纹。头端钝圆,头顶中央有一小圆口,缺口囊。雄虫长 11 ~ 26mm,宽 0.21 ~ 0.53mm,交合伞对称(图 2-7-23)。雌虫长 17 ~ 45mm,宽 0.3 ~ 0.66mm,尾端呈斜锥形,子宫双管形,白色,与充满血液的肠管缠绕成红、白相间的螺旋纹,十分醒目,阴门开口于肛孔之前。

(5)广州管圆线虫第一期幼虫:低倍镜观察。虫体细长,长 0.25 ~ 0.29mm,宽 0.014 ~ 0.018mm。具侧翼。咽管约为虫体长度的 1/2。生殖原基约在肠中部稍前,尾端尖,背侧有一凹陷(图 2-7-24)。

2. 实验报告　简述广州管圆线虫的宿主关系及其引起的幼虫移行症。

(司开卫)

实验八
线虫-2、猪巨吻棘头虫

实验内容 -

一、旋毛形线虫（旋毛虫）

二、班氏吴策线虫和马来布鲁线虫

三、其他人体寄生线虫

四、猪巨吻棘头虫

一、旋毛形线虫（*Trichinella spiralis*）
旋毛虫（*Trichinella*）

【**目的要求**】

1. 掌握旋毛虫生活史和幼虫囊包的形态特点。

2. 熟悉旋毛虫的致病过程、临床表现及旋毛虫病的实验诊断方法。

3. 了解成虫的形态特点和防治原则。

【**实验内容**】

1. 标本观察与示教

（1）旋毛虫成虫（染色玻片标本）：低倍镜观察，成虫细小、线状，雄虫较小，虫体末端有两片叶状交配附器，无交合刺；雌虫较大，阴门位于虫体前 1/5 处（图 2-8-1）。雌、雄虫生殖器官均为单管型。

（2）旋毛虫幼虫囊包（染色压片标本）：低倍镜观察，可见肌组织内大小为 $(0.25 \sim 0.5)$mm × $(0.21 \sim 0.42)$mm 囊包，1 个囊包内通常含 1～2 条幼虫。寄生骨骼肌细胞内的幼虫长约 1mm（图 2-8-2），卷曲于梭形囊包中。囊包纵轴与肌纤维平行（图 2-8-3）。

（3）旋毛虫幼虫囊包（染色切片标本）：低倍镜观察见囊包内横切或纵切的幼虫。

2. 实验操作　旋毛虫感染小鼠组织压片，观察旋毛虫幼虫寄生于骨骼肌形成的囊包。

（1）材料：剪刀、镊子、载玻片、显微镜，感染旋毛虫幼虫的小鼠骨骼肌、2% 煤酚皂溶液。

（2）操作方法：剪取小鼠的肌肉（如膈肌）约米粒大小，置于载玻片上，上覆以另一载玻片，手指均匀用力将骨骼肌挤压后，置显微镜下低倍镜顺序寻找并观察幼虫囊包。

（3）注意事项：小鼠肌肉中的幼虫囊包具有感染性。应戴好手套，在合格的生物安全柜内进行操作。使用后的刀剪、镊、玻片等应煮沸或用消毒剂 2% 煤酚皂溶液处理。

3. 实验报告　绘旋毛虫幼虫囊包点线图，并标注结构的中、英文名称。

二、班氏吴策线虫（*Wuchereria bancrofti*）和马来布鲁线虫（*Brugia malayi*）

【目的要求】

1. 掌握丝虫生活史,微丝蚴的夜现周期性;掌握两种丝虫微丝蚴的形态特征及鉴别要点。

2. 熟悉班氏丝虫和马来丝虫中间宿主的主要形态特征;熟悉丝虫病的致病机制、临床表现及病原学诊断方法。

3. 了解两种丝虫成虫的形态;了解丝虫病的流行现状及防治原则。

【实验内容】

1. 标本观察与示教

(1) 丝虫成虫(液浸标本):成虫乳白色,细长如丝线,体表光滑,雌虫大于雄虫。雌虫尾端钝圆,雄虫尾端向腹面卷曲。班氏丝虫较马来丝虫稍大(图 2-8-4、图 2-8-5)。

(2) 丝虫的传播媒介蚊(针插标本):中华按蚊、淡色库蚊和致倦库蚊。

(3) 腊肠期幼虫(玻片标本):低倍镜观察,在中华按蚊胸肌内,虫体短粗,形如腊肠。

(4) 感染期幼虫(玻片标本):低倍镜观察,在中华按蚊口器可见细长虫体。

(5) 班氏微丝蚴和马来微丝蚴(染色玻片标本):低倍镜观察,可见线状弯曲的虫体,头端钝圆,尾端尖细,外被有着色浅的鞘膜,在虫体的头尾部较明显,部分微丝蚴的鞘膜可脱落。高倍镜下可见微丝蚴体内有很多圆形或椭圆形的深染体核,头端无核区为头间隙。在虫体前端 1/5 处的无核区为神经环,尾逐渐变细,近尾端腹侧有肛孔。班氏微丝蚴体核圆形,排列疏松,清晰可数;马来微丝蚴头间隙较大,尾端有 2 个尾核(图 2-8-6、图 2-8-7)。

2. 实验操作

(1) 厚血膜法检查微丝蚴(厚血膜制作及染色):微丝蚴于夜间出现于外周血液中,故夜间取受检者外周血液,制成厚血膜,染色后,置显微镜下观察微丝蚴。

1) 材料:采血针、载玻片、脱脂棉球、蒸馏水、甲醇、75% 酒精、吉氏染液(或瑞氏、Delafield 苏木素染液)、蜡笔。

2) 操作方法:取洁净载玻片一张,无菌采集指尖血液,取 3 滴血液置载玻片右侧 2/3 处(留出左侧 1/3 贴标签),另用一张推片的一角将血滴自内向外作螺旋形摊开,使之成为直径约 1cm 厚薄均匀的血膜。待凉干后,用滴管加自来水(或蒸馏水)使其溶血,待血膜呈灰白色时,将水倾去。血膜干后,用甲醇 1 滴将血膜固定,干燥后以新鲜稀释 10 ~ 20 倍的吉氏染液覆盖血膜,染色 30 分钟后,以自来水轻轻冲洗,将玻片竖立置放,待干后镜检。

3) 注意事项:①采血时间一般在 10:00pm 至次晨 2:00am 为宜。②应将制作的厚血膜充分晾干后,加水溶血。③自来水轻轻冲洗血膜,应避免对血膜直接冲洗。切勿先倒去染液后冲洗,以免染料沉积在血膜上影响观察。④制成的血膜应妥善保存在标本盒内,防止昆虫叮食和灰尘污染。

(2) 新鲜血滴法观察微丝蚴:取末梢血 1 大滴置载玻片上,加生理盐水数滴稀释,覆以盖玻片镜检。低倍镜下查找蛇状运动的活微丝蚴。

(3) 活微丝蚴观察(选择实验):用注射器自马来丝虫保种动物长爪沙鼠腹腔抽取腹腔液,滴在洁净载玻片上,直接镜检观察活动的微丝蚴。

3. 实验报告　绘班氏微丝蚴和马来微丝蚴图,并标注结构的中、英文名称。

(吴　伟)

三、其他人体寄生线虫
（other human parasitic nematodes）

本次实验所涉及的其他人体寄生线虫包括东方毛圆线虫（*Trichostrongylus orientalis*）、美丽筒线虫（*Gongylonema pulchrum*）、结膜吸吮线虫（*Thelazia callipaeda*）、棘颚口线虫（*Gnathostoma spinigerum*）、艾氏小杆线虫[*Rhabditis（Rhabditella）axei*]、兽比翼线虫（*Mammomonogamus*）、肾膨结线虫（*Dioctophyma renale*）、麦地那龙线虫（*Drancunculus medinensis*）、肝毛细线虫（*Capillaria hepatica*）和异尖线虫（*Anisakis*）等，应结合理论教材检索病例进行讨论。

【目的要求】

了解东方毛圆线虫、美丽筒线虫、结膜吸吮线虫、棘颚口线虫、艾氏小杆线虫、兽比翼线虫、肾膨结线虫、麦地那龙线虫、肝毛细线虫和异尖线虫的基本形态及对人体的危害。

【实验内容】

1. 标本示教

（1）东方毛圆线虫（*Trichostrongylus orientalis*）卵（玻片标本）：显微镜观察，卵长圆形，大小为（80 ~ 100）μm ×（40 ~ 47）μm，显微镜下，外形似钩虫卵易混淆，较钩虫卵略长，一端较尖，卵内细胞发育较早，新鲜粪便中的虫卵多已具 10 ~ 20 个卵细胞（图 2-8-8）。

（2）美丽筒线虫（*Gongylonema pulchrum*）成虫（液浸标本）：乳白色，细长如线状（图 2-8-9）。雄虫长 21.5 ~ 62mm；雌虫长可达 32 ~ 100mm。体表有明显横纹。虫体前部表皮有许多大小不等、形状各异的角质突纵行排列。雄虫尾部有较宽的膜状尾翼，两侧不对称，交合刺两根，大小不等，形状各异。

（3）结膜吸吮线虫（*Thelazia callipaeda*）成虫（液浸标本）：小型线虫，乳白色、半透明，体细长，圆柱形，雌虫长 6.2 ~ 20.0mm，雄虫长 4.5 ~ 15mm，尾端向腹面弯曲（图 2-8-10）。虫体表面具有边缘锐利的环形皱褶，侧面观其上下排列呈锯齿状。

（4）棘颚口线虫成虫（*Gnathostoma spinigerum*）（液浸标本）：虫体粗大，圆柱形，两端向腹面弯，色微红。雄虫长 11 ~ 25mm，雌虫长 25 ~ 54mm。体前端略膨大成球形。

（5）棘颚口线虫（*Gnathostoma spinigerum*）第三期幼虫（玻片标本）：低倍镜观察幼虫粗线状，圆柱形，长约 4mm，头部成球形，具 4 环小钩。

（6）艾氏小杆线虫[*Rhabditis（Rhabditella）axei*]成虫（玻片标本）：低倍镜观察纤细，圆柱状，体表光滑。外形似粪类圆线虫，应鉴别。食管呈杆棒状，前后各有 1 个咽管球。尾部极尖细而长，呈针状，可以与粪类圆线虫区别。雄虫长约 1.2mm，雌虫长约 1.5mm，生殖器官为双管型。

（7）艾氏小杆线虫[*Rhabditis（Rhabditella）axei*]卵（玻片标本）：显微镜观察，卵中等大小，长约 60μm，宽约 40μm。低倍镜下类圆形或椭圆形。卵壳薄而光滑、无色透明。卵内一般可见 2 ~ 8 个颜色较深的卵细胞，卵壳与卵细胞之间有明显的空隙。高倍镜下上述结构均清晰可见。与钩虫卵相似，易混淆。

（8）兽比翼线虫（*Mammomonogamus*）虫卵（玻片标本）：显微镜观察，喉兽比翼线虫虫卵与港归兽比翼线虫的虫卵相似，低倍镜下，中等大小，呈椭圆形、无色透明，卵壳内有卵细胞数个或幼胚。

（9）兽比翼线虫（*Mammomonogamus*）成虫（玻片标本）：低倍镜观察，前端具发达的口囊，口囊壁具粗厚角质环,底部有 8 个小齿,呈辐射状排列,食管前端紧接口囊后部,向后逐渐膨大,呈棒球棍状;尾部圆锥形,末端尖削。

(10) 肾膨结线虫(*Dioctophyma renale*)成虫(液浸标本):圆柱形,细长,体表具横纹(图 2-8-11);虫体两侧各有一行乳突;口位于顶端,其周围有两圈乳突。雄虫长 14 ~ 45cm,雌虫长 20 ~ 100cm。

(11) 肾膨结线虫(*Dioctophyma renale*)卵(玻片标本):低倍镜观察卵呈椭圆形,棕黄色,大小中等偏大,约(60 ~ 80)μm ×(39 ~ 46)μm。卵壳厚,表面具许多明显的小凹陷(图 2-8-12)。

(12) 麦地那龙线虫(*Dracunculus medinensis*)成虫(液浸标本):前端钝圆,体表光滑,镜下可见较密布的细环纹。雌虫长约 60 ~ 120cm,宽约 0.9 ~ 2.0mm,成熟雌虫的体腔被前、后两支子宫所充满,子宫内含大量第 1 期幼虫;雄虫长约 12 ~ 40mm,宽约 0.4mm,末端卷曲 1 ~ 数圈,交合刺两根。

(13) 麦地那龙线虫(*Dracunculus medinensis*)幼虫(玻片标本):低倍镜观察杆状蚴长约 550 ~ 760μm,宽约 15 ~ 30μm,体表具有明显的纤细环纹,细长的尾部约占体长 1/3,肛门后方两侧有尾感器 1 对。

(14) 肝毛细线虫(*Capillaria hepatica*)成虫(液浸标本):成虫较鞭虫纤细,雌虫长 53 ~ 78mm,尾端呈钝锥形,雄虫长为 24 ~ 37mm,尾端有 1 突出的交合刺被鞘膜所包裹;食管占体长的 1/2(雄虫)或 1/3(雌虫)。

(15) 肝毛细线虫(*Capillaria hepatica*)虫卵(玻片标本):显微镜观察该卵与鞭虫卵相似,但较大,卵壳厚,分两层,两层间有放射状纹。外层有明显的凹窝,两端各有透明塞状物,不凸出于膜外。

(16) 异尖线虫(*Anisakis*)幼虫(玻片标本):低倍镜观察,在人体寄生的虫体均为第 3 期幼虫,中肠部体宽为 430 ~ 550μm,无侧翼。

2. 实验报告 查阅上述线虫病例进行分组讨论。

四、猪巨吻棘头虫
(*Macracanthorhynchus hirudinaceus*)

【目的要求】
了解猪巨吻棘头虫成虫和虫卵的基本形态。

【实验内容】
1. 标本观察与示教

(1) 猪巨吻棘头虫(*Macracanthorhynchus hirudinaceus*)成虫(液浸标本):形似蚯蚓,圆柱形,体表具明显横纹。虫体分吻突、颈部和躯干三部分。前端呈类球形为吻突,可伸缩;颈部短。雄虫体长 5 ~ 10cm,尾端具钟形交合伞;雌虫 20 ~ 65cm,尾端钝圆。

(2) 猪巨吻棘头虫(*Macracanthorhynchus hirudinaceus*)虫卵(玻片标本):低倍镜观察虫卵较大,呈椭圆形,棕褐色,卵壳厚,一端闭合不全,呈透明状。成熟卵内含具有小钩的幼虫。高倍镜下上述结构均清晰可见。

(3) 猪巨吻棘头虫(*Macracanthorhynchus hirudinaceus*)棘头体(玻片标本):乳白色,低倍镜观察外观似芝麻粒状,大小约为(2.4 ~ 2.9)mm ×(1.6 ~ 2.0)mm,前端较宽平,中央因吻突缩入而稍凹陷,后端较窄。虫体后 1/5 的体表有 7 ~ 8 条明显的横纹,体内可见吻突、吻钩等的雏形,以及 6 ~ 7 个胞核。虫体外有一层白色的结缔组织囊壁包绕。

（4）水蛭（leech）（液浸标本）：雌雄同体，身体扁筒状或扁平纺锤形，体长约 4 ~ 10cm，宽约 0.5 ~ 2cm。前端略尖，后端钝圆，两端各有 1 吸盘，前吸盘易见，后吸盘显著。口内有 3 个半圆形的颚片围成一 Y 形，颚片上有密齿。身体各节均有排泄孔，开口于腹侧。雌雄生殖孔相距 4 环，各开口于环与环之间。

2. 实验报告　总结猪巨吻棘头虫致病和诊断的特点。

（刘登宇）

实验九
医学节肢动物（昆虫）

实验内容 -

一、蚊

二、白蛉

三、蠓

四、蚋

五、虻

六、蝇

七、蚤

八、虱

九、臭虫

十、蜚蠊

十一、毒隐翅虫

一、蚊
（Mosquito）

【目的要求】

1. 掌握三属蚊成虫、幼虫、卵的形态特征和蚊的生活史要点。

2. 熟悉国内蚊的重要种类及其与疾病的关系。

3. 了解蚊的生态与防制原则。

【实验内容】

1. 标本观察与示教

（1）成蚊（针插标本）：参照蚊的形态特征用放大镜或解剖镜观察成蚊的针插标本。成蚊体长 1.6 ~ 12.6mm，分为头、胸、腹 3 部分。

1）头部：球形，1 对复眼，1 对具轮毛的触角，雄蚊轮毛长而密，雌蚊轮毛短而稀。喙位于头部下方中央，细长。触须 1 对，位于喙两侧。按蚊触须雌、雄均与喙等长；库蚊雌蚊触须甚短，雄蚊触须长于喙；伊蚊雌蚊触须甚短，雄蚊触须与喙等长。

2）胸部：分 3 节，每个胸节着生 1 对细长的足，中胸发达，有 1 对狭长的翅。蚊的翅脉上覆盖有鳞片,翅后缘有较长的鳞片,称穗缘。翅的鳞片可形成各种斑纹。后翅退化为平衡棒。中胸和后胸各具气门 1 对。

3) 腹部:11 节,可见 8 节,后 3 节特化为外生殖器。雌蚊的尾端有 1 对尾须。雄蚊尾端为钳状的抱器。

(2) 蚊卵(染色玻片标本):低倍镜观察,按蚊卵舟形,两侧有浮囊;库蚊卵圆锥形,无浮囊,联合成筏;伊蚊卵纺锤形,无浮囊(图 2-9-1)。

(3) 三属蚊幼虫(玻片标本):低倍镜观察,体分头、胸、腹 3 部分,各部生有毛或毛丛。头部椭圆,有触角、复眼和单眼各 1 对,腹面有咀嚼式口器及口刷。胸部略呈方形,3 节融合。腹部细长,分节,末端有气门或呼吸管(图 2-9-2)。

(4) 蚊蛹(染色玻片标本):低倍镜观察,形似逗点,虫体分头胸部和腹部,胸背面两侧有 1 对呼吸管。按蚊蛹呼吸管粗短,口宽似漏斗;库蚊蛹呼吸管细长口窄;伊蚊蛹呼吸管略粗口宽(图 2-9-3)。

(5) 常见蚊种(针插标本):放大镜观察。

1) 中华按蚊(*Anopheles sinensis*):灰褐色,中型蚊种。雌蚊触须具 4 个白环,顶端 2 个宽,末端 2 个窄;翅前缘具 2 个白斑,尖端白斑大;腹侧膜上有 T 形暗斑;后足 1 ~ 4 跗节具窄端白环(图 2-9-4)。

2) 嗜人按蚊(*Anopheles anthropophagus*):灰褐色,中型蚊种。雌蚊触须较细,有 4 个白环,末端两白环宽,常相互连接;翅前缘基部暗色;后足跗节仅有窄端白环;腹侧膜上无 T 形暗斑。

3) 微小按蚊(*Anopheles minimus*):棕褐色,小、中型蚊种。雌蚊触须具 3 个白环,末端 2 个白环等长并夹一约等长的黑环;于触须后部一白环较窄;上述黑、白环也可有变化;翅前缘具 4 个白斑;各足跗节一致暗色。

4) 大劣按蚊(*Anopheles dirus*):灰褐色,中型蚊种。雌蚊触须具 4 个白环,顶端白环最宽。翅前缘脉具 6 个白斑,第六纵脉有 6 个以上黑斑。各足股节和胫节都有白斑,后足胫节和第 1 跗节关节处有一个明显的宽白环。

5) 白纹伊蚊(*Aedes albopictus*):中小型黑色蚊种,有银白色斑纹。在中胸盾片上正中有一白色纵纹,从前端向后伸达翅基水平的小盾片前而分叉。后跗 1 ~ 4 节有基白环,末节全白。腹部背面 2 ~ 6 节有基白带(图 2-9-5)。

6) 埃及伊蚊(*Aedes aegypti*):深褐或黑色而具银白色或白色斑纹,中型蚊种。中胸背面两肩侧有 1 对由白宽弯鳞形成的长柄镰刀状斑,两白斑之间有 1 对金黄色纵线,形成一弦琴状的斑纹。

7) 淡色库蚊(*Culex pipiens pallens*)和致倦库蚊(*Cx. P. quinquefasciatus*):褐色、红棕或淡褐,中型蚊种。两者共同特征是:喙无白环;各足跗节无淡色环;腹部背面有基白带。淡色库蚊基白带下缘平整,而致倦库蚊基白带下缘呈弧形(图 2-9-6)。

8) 三带喙库蚊(*Culex tritaeniorhynchus*):棕褐色,小型蚊种。喙中段有一宽阔白环,触须尖端为白色;各足跗节基部有一细窄的白环;第 2 ~ 7 腹节背面有基部淡色带。

2. 实验操作　蚊成虫针插标本的制作。

(1) 材料:昆虫针(00 号、3 号)、硬纸片(长 1.5cm、宽 0.7cm)2 张、昆虫盒、樟脑块。

(2) 操作方法:①将成蚊放置在有乙醚的瓶中熏死,用 00 号针插入 1 张硬纸片的一端,然后将针插入蚊中胸部腹面,即 6 条腿基部的中央,但勿穿透至胸背面。②用 3 号昆虫针插入纸片的另一端;再插入同样大小并写有蚊种的学名、采集地、日期的纸片。③将标本插于放有樟脑块的昆虫盒内。

3. 实验报告　观察并描述蚊成虫的结构。

二、白　蛉
(Sandfly)

【目的要求】

1. 掌握白蛉的形态特征和生活史要点。

2. 熟悉重要传病蛉种及其与疾病的关系。

3. 了解白蛉的生态与防制原则。

【实验内容】

1. **标本观察与示教**

(1) 白蛉成虫(针插标本、染色玻片标本):解剖镜观察,体色灰黄,体长 1.5 ~ 4.0mm,全身密布细毛(图 2-9-7)。

1) 头部:有 1 对大而黑的复眼,喙较蚊的短而粗。喙旁有触须 1 对,向头下方弯曲;触角细长,伸向前方。

2) 胸部:中胸发达,呈驼背状,翅 1 对,翅脉上有毛。后胸有平衡棒 1 对。足 3 对,特别细长。

3) 腹部:共 10 节,前 7 节形状相似,第 8 节很小,第 9、10 节变为外生殖器。雄蛉尾端有抱握器,雌蛉尾端有 1 对尾须。白蛉腹部背面 2 ~ 6 节的毛如竖立则为竖立毛类白蛉,如平卧则为平卧毛类白蛉。

(2) 中华白蛉(*Phlebotomus chinensis*)雄蛉(针插标本、染色玻片标本):放大镜观察。翅纵脉 6 条,其中第 2 纵脉分 3 支,第 4、5 纵脉各分 2 支。腹部末端的抱握器主要有上抱器、下抱器、阳茎、生殖丝各 1 对。上抱器分 2 节,第 2 节有矩毛 5 根(图 2-9-7)。

(3) 中华白蛉咽甲(pharynx armature)及受精囊(spermatheca)(染色玻片标本):显微镜观察。

1) 咽甲位于白蛉口腔之后的咽中。咽似烧瓶状,有咽甲 3 片。咽甲前端细长,后端钝圆,后端有很多倒的尖齿,前方的尖齿大而排列疏松,后方的尖齿小而密集。齿后有若干横脊。咽甲的形态特征是鉴别虫种的重要依据。

2) 受精囊是从雌性白蛉尾端解剖拉出的生殖器,亦为鉴别虫种的重要依据。高倍镜下形似玉米棒,分 11 ~ 13 节,但分节不完全,顶端有 1 簇毛。受精囊管长度约为囊体长的 2.5 倍。

(4) 白蛉卵(玻片标本):显微镜观察,长椭圆形,灰白色,长约 0.4mm,卵壳上有纹迹。

(5) 白蛉幼虫(玻片标本):显微镜观察,体分为头、胸、腹 3 部分。胸部 3 节,腹部 10 节。头大而色深,1 龄幼虫腹部末端有 1 对长的尾鬃。2 ~ 4 龄幼虫腹部末端有 2 对长的尾鬃。

(6) 白蛉蛹(玻片标本):低倍镜观察,外形似成蛉,尾端有 4 龄幼虫蜕下的皮,借 2 对尾鬃可以辨认。

2. **实验操作**　白蛉玻片标本制作——脱水、松胶封片。

(1) 白蛉成虫:将成蛉放置在有乙醚的瓶中熏死,然后放入 70% 乙醇溶液中直接脱水,每 3 ~ 4 小时更换乙醇 1 次,经冬青油透明后,用松胶封片。注意雌虫必须腹内无血。

(2) 白蛉卵:直接用乙醇脱水,每 3 ~ 4 小时更换乙醇 1 次,经冬青油透明后,用松胶封片。

(3) 白蛉幼虫及蛹:上述方法至透明后,整体侧封即成。

(4) 白蛉干标本封片:将干燥保存的白蛉标本,置薄凹载玻片的凹内,在凹的周围,加少许松胶,加盖片封之即成。注意松胶不可多加,否则松胶流入凹内。

3. **实验报告**　描述白蛉成虫的结构。

三、蠓
（Midge）

【目的要求】

1. 掌握蠓的形态特征和生活史要点。

2. 熟悉蠓的重要种类及其与疾病的关系。

3. 了解蠓的生态与防制原则。

【实验内容】

1. 标本观察与示教　蠓成虫（针插标本）：解剖镜观察，体褐色或黑色，长 1～6mm（图 2-9-8）。

（1）头部：近球形。复眼肾形。触角丝状分 15 节，各节上有轮毛，雄蠓比雌蠓多。口器为刺吸式。在触角基部上方有浅色的单眼 1 对。

（2）胸部：背面呈圆形隆起。翅 1 对，较短宽，末端钝圆，翅脉上常有斑和微毛。足 3 对，细长。

（3）腹部：腹部末端，雌蠓有 1 对尾须，雄蠓形成外生殖器。

2. 实验报告　绘蠓成虫点线图，并标注结构的中、英文名称。

四、蚋
（Black fly）

【目的要求】

1. 掌握蚋的形态特征和生活史要点。

2. 熟悉蚋的重要种类及其与疾病的关系。

3. 了解蚋的生态与防制原则。

【实验内容】

1. 标本观察与示教　蚋成虫（活体标本，针插标本）：放大镜观察，体较粗短，体长 1.2～2.5mm，呈黑色或棕黑色（图 2-9-9）。

（1）头部：近球形。具复眼 1 对，雄蚋两眼相连，雌蚋两眼分离。触角较粗短，如牛角状，具 9～12节。口器为刺吸式。

（2）胸部：背面隆起。翅 1 对，较短宽，末端钝圆。足 3 对，短而粗。

（3）腹部：腹部由 10～11 节组成，雌、雄蚋的尾器都很不明显。

2. 实验报告　绘蚋成虫点线图，并标注结构的中、英文名称。

五、虻
（Tabanid fly）

【目的要求】

1. 掌握虻的形态特征和生活史要点。

2. 熟悉虻的重要种类及其与疾病的关系。

3. 了解虻的生态与防制原则。

【实验内容】

1. 标本观察与示教　虻成虫（针插标本）：放大镜观察，体粗壮，呈棕褐色或黑色，体长 6～30mm，体表多软毛（图 2-9-10）。

(1) 头部:半球形,一般宽于胸部。复眼明显,雄虻两眼相接,雌虻两眼分离。触角短,分 3 节。口器为刮舐式。

(2) 胸部:翅 1 对,较宽,具横带、云雾斑或暗斑。足 3 对,粗短。

(3) 腹部:宽扁,可见 7 节,雄虻的腹部呈圆锥形,尾须外露,雌虻腹部圆钝。

2. 实验报告　绘虻成虫点线图,并标注结构的中、英文名称。

六、蝇
(Fly)

【目的要求】

1. 掌握蝇的形态特征和生活史要点。

2. 熟悉蝇的重要种类及其与疾病的关系。

3. 了解蝇的生态与防制原则。

【实验内容】

1. 标本观察与示教

(1) 家蝇(舍蝇)成虫(针插标本):用放大镜或解剖镜观察,成蝇体长 5～8mm,灰褐色(图 2-9-11)。

1) 头部:两侧有半球形复眼 1 对,两复眼的间距雌雄不同。雄蝇两复眼相接,雌蝇两复眼相离。头的前方有触角 1 对,头的下方有舐吸式口器 1 套。

2) 胸部:分三节,仅中胸发达。中胸背板上有鬃。翅 1 对,有 6 条纵脉,均不分支。翅基部的后方有腋瓣。腋瓣的后下方有平衡棒 1 对。足 3 对,分为基节、转节、股节、胫节、跗节,跗节又分为 5 小节。

3) 腹部:外观仅有 5 节,后 6 节变为外生殖器。

(2) 蝇头(玻片标本):低倍镜观察,复眼 1 对,由许多小眼组成。单眼 3 个,位于头顶部两复眼间,呈三角形排列。触角 1 对,分 3 节。第 1 节小,第 2 节前外侧有纵贯全长的纵缝,第 3 节较长,基部有 1 触角芒向前外方伸出。蝇的口器大多为舐吸式,由基喙、中喙、口盘组成。基喙上有触须 1 对,上下颚均退化。中喙短粗,由上唇、舌及下唇构成。下唇很大,末端膨大为口盘。口盘由 1 对半圆形唇瓣构成。口盘的腹面有对称排列的凹沟,是食物流入口中的通道,两唇瓣合并后中央形成口。

(3) 家蝇幼虫后气门(玻片标本):低倍镜观察,有 3 个气门裂,开口于一块肾形的气门板上,气门板周缘角质厚而均匀,整个封闭,称气门板缘,内侧中央有 1 个小孔,形状如纽扣,称气门纽。气门裂蛇形弯曲 3 次(图 2-9-12)。

(4) 蝇足(玻片标本):低倍镜观察足跗节末端具爪及发达的爪垫各 1 对和单一的刚毛状爪间突,爪垫密布纤毛。

(5) 蝇翅(玻片标本):低倍镜观察翅透明,6 条纵脉,不分支。第 4 纵脉后端弯曲,末端与第 3 纵脉很近。

(6) 蝇幼虫(玻片标本):低倍镜观察幼虫圆柱形,前端尖细,后端呈截断状,无足、无眼,体分节。腹部第 8 节后侧有后气门 1 对。后气门由气门环、气门纽和气门裂等部分组成。

(7) 厩螫蝇的刺吸式口器(针插标本):解剖镜观察,中喙细长,唇瓣很小,不构成口盘而有喙齿。

(8) 常见蝇种(针插标本):放大镜观察。

1) 家蝇(*Musca domestica*):灰褐色。胸部背面有 4 条黑色纵纹;翅第四纵脉末端向上急弯成折角;腹部橙黄色,并具有黑色纵条(图 2-9-11)。

2)丝光绿蝇(*Lucilia sericata*):呈绿色金属光泽,中胸背板上的鬃毛发达,腋瓣上无毛(图2-9-13)。

3)大头金蝇(*Chrysomyia megacephala*):躯体肥大,头宽于胸,体呈青绿色金属光泽。复眼深红色,颊为杏黄或橙黄色,腋瓣棕色有毛(图2-9-14)。

4)巨尾阿丽蝇(*Aldrichina grahami*):颊黑色,下腋瓣上有长细毛。胸部暗青灰色,中胸背板前部中央有3条短黑色纵纹,中央的1条较宽,腹部背面有深蓝色金属光泽(图2-9-15)。

5)黑尾黑麻蝇(*Helicophagella melanura*):暗灰色,胸背面有3条黑色纵纹,腹部背面有黑白相间的棋盘状斑(图2-9-16)。

6)厩腐蝇(*Muscina stabulans*):胸部背面有4条暗黑色条纹,中央2条较明显,翅第4纵脉末端呈弧形。腹部具或浓或淡的斑。

7)厩螫蝇(*Stomoxys calcitrans*):暗灰色,形似家蝇,刺吸口器,胸部背面有不清晰的4条黑色纵纹,翅第四纵脉末端呈弧形弯曲。

8)夏厕蝇(*Fannia canicularis*):灰色。翅第四纵脉直,末端与第三纵脉有相当距离,腹部第一、二合背板,第三、四背板有倒T形暗斑。

2. 实验操作　蝇蛆玻片标本的制作。

(1)材料:酒精、滤纸、载玻片、盖玻片、二甲苯、10%KOH、加拿大树胶。

(2)操作方法:①将活蝇蛆用清水洗去体表污物;②将蝇蛆置于80℃热水中杀死;③捞出蝇蛆,用滤纸吸去水分,再置于70%酒精中固定;④将固定液中的蝇蛆取出,并用针在其腹部一侧扎几个小孔;⑤置于10%氢氧化钾溶液中,消化其内部组织;⑥用清水洗去碱性物质及体内残余组织;⑦依次置于70%、80%、90%、95%、100%酒精中脱水,每级15分钟;⑧将脱水后的蝇蛆置于二甲苯中透明;⑨在载玻片上滴加加拿大树胶,并放入蝇蛆,解剖镜下整姿,封片晾干。

3. 实验报告

(1)简述蝇与传病有关的形态特征。

(2)绘蝇的舐吸式口器和蝇爪点线图,并标注结构的中、英文名称。

(李士根)

七、蚤
(Flea)

【目的要求】

1. 掌握蚤的形态特征和生活史要点。

2. 熟悉蚤的重要种类及其与疾病的关系。

3. 了解蚤的生态与防制原则。

【实验内容】

1. 标本观察与示教

(1)蚤成虫(玻片标本):低倍镜或解剖镜观察,可见虫体左右侧扁,长约3mm,棕色至黑褐色,体表有许多向后突生的鬃或毛和刺,体分头、胸、腹3部分。头部:小,三角形。口器刺吸式,触角1对,由3节构成,位于触角窝内。窝前可有单眼1对,黑色,有的种类缺如。眼鬃位置及颊栉的有无和栉的刺数,均为分类的依据。胸部:分前、中、后胸3节,前胸背板后缘可有向后生长的前胸栉1排,栉的有无及其刺数和侧板杆的有无,均为分类的重要鉴别特征。足3对,后足特别发达。腹部:由10节组成,前7节无特殊分化,雄蚤的第8、9腹节和雌蚤的第7～9腹节特化为外生殖器,而第10

腹节为肛节。雌蚤末端钝圆，在第 7、8 腹板部位可见角质性的受精囊，其形状因种而异。雄蚤末端的外生殖器构造复杂，为分类的重要依据（图 2-9-17）。

1) 致痒蚤：又称人蚤。眼发达，眼鬃位于眼的下方。无颊栉和前胸栉；中胸侧板亦无垂直的侧板杆。

2) 印鼠客蚤：眼发达，眼鬃位于眼前方。无颊栉和前胸栉，中胸侧板有垂直的侧板杆。

(2) 蚤卵（玻片标本）：低倍镜观察，可见卵近似椭圆形，直径约 0.4 ~ 2.0mm，白色至淡黄色。

(3) 蚤幼虫（玻片标本）：低倍镜观察，体形似蛆而小，白色。口器咀嚼式，有触角 1 对。腹节末端有 1 对指状突起。

(4) 蚤蛹（玻片标本）：低倍镜观察，可见具有成蚤的雏形，淡黄至淡棕色，外包有茧，茧外则黏附有尘埃、碎屑等，具伪装作用，但制作标本时，通常已去除。

2. 实验报告　描述蚤成虫形态特征。

八、虱
（Louse）

【目的要求】

1. 掌握虱的形态特征和生活史要点。

2. 熟悉虱的重要种类及其与疾病的关系。

3. 了解虱的生态与防治原则。

【实验内容】

1. 标本观察与示教

(1) 人虱（*Pediculus humanus*）（玻片标本）：低倍镜或放大镜观察，可见虫体灰白色，背腹扁平，雌虱体长可达 4.4mm，雄虱体长 2.0 ~ 3.5mm。头部呈菱形，刺吸式口器，触角 1 对，分 5 节，触角后有单眼 1 对；胸部 3 节融合，无翅，足 3 对，跗节末端有爪，爪与胫节末端的指状胫突相对形成抓握器；腹部分节，雄虱末端钝圆形，近似 V 形，有交合刺伸出；雌虱末端分 2 叶，呈 W 形（图 2-9-18、图 2-9-19）。

(2) 耻阴虱（*Phthirus pubis*）（玻片标本）：低倍镜或放大镜观察，可见虫体灰白色，粗短，似蟹状，雌虱长 1.5 ~ 2mm，雄虱长 0.8 ~ 1.2mm。足 3 对，前足和爪均较细小，中、后足胫节和爪粗大。腹部第 5 ~ 8 节缘有圆锥形突起，上有刚毛（图 2-9-20）。

(3) 虱卵（玻片标本）：虱卵俗称虮子。低倍镜观察，可见卵白色，近透明，椭圆形，长约 0.8mm，一端有小盖。常黏附于毛发或衣服纤维上（图 2-9-21）。

2. 实验报告　描述人虱成虫形态特征。

九、臭　虫
（Bed Bug）

【目的要求】

1. 掌握臭虫的形态特征和生活史要点。

2. 熟悉臭虫的重要种类及其与疾病的关系。

3. 了解臭虫的生态与防制原则。

【实验内容】

1. 标本观察与示教

(1)臭虫成虫(玻片标本):放大镜或解剖镜观察,可见卵圆形,红褐色,背腹扁平,体长 5～7mm,体分头、胸、腹三部分。头部:两侧有突出的复眼 1 对,无单眼。触角 1 对,由 4 节组成。口器刺吸式,不吸血时弯入头及胸部的腹面纵沟内。胸部:前胸大而明显,其前缘不同程度地凹入。中胸背面有翅基 1 对;足 3 对,在第 2、3 对足基节之间有一臭腺孔开口。腹部分 10 节,但仅有 8 节明显可见,雄虫腹部末端狭而尖,有一镰刀状尾器,雌虫腹部末端钝圆,在第 5 腹节后缘右侧有一三角形凹陷,称为柏氏器,为交配器官。

1)温带臭虫:前胸较宽,其前缘凹入深,两侧向外延伸成翼状薄边(图 2-9-22)。

2)热带臭虫:前胸较窄,其前缘凹入浅,两侧缘不向外延伸。

(2)臭虫卵(玻片标本):低倍镜观察,可见卵长圆形,长 5～7mm,黄白色。卵壳表面有网状纹,前端有一卵盖,略偏于一侧。

(3)臭虫若虫(玻片标本):低倍镜观察,可见其外形似成虫,但体形较小,体色较浅,无翅基,生殖器官未发育成熟。

2. 实验报告 描述温带臭虫和热带臭虫成虫形态特征。

十、蜚　蠊
（Cockroach）

【目的要求】

1. 掌握蜚蠊的形态特征和生活史要点。

2. 熟悉蜚蠊的重要种类及其与疾病的关系。

3. 了解蜚蠊的生态与防制原则。

【实验内容】

1. 标本观察与示教

(1)蜚蠊成虫(针插标本):肉眼观察,可见虫体长椭圆形,通常为 1～3cm 长,体色棕褐至黑褐色,体表具油亮光泽,头很小,触角细长、分节。虫体前端三角形构造为前胸部分,而头仅占该前侧板少部分。口器咀嚼式,复眼 1 对发达。翅 2 对,前翅革质,后翅膜质,翅有长有短,有的种类没有翅。足 3 对发达,粗壮多毛。腹部由 11 节组成,雌虫腹部末端为分叶状,雄虫末端有 1 对腹刺(图 2-9-23)。

1)德国小蠊:椭圆形,背腹扁平。体长 12～14mm,淡褐色,前胸背板上有两条褐色纵纹。头小且向下弯曲,大部分被前胸背板遮盖。

2)美洲大蠊:体长 35～40mm,暗褐色,前胸背板边缘有淡色带纹,中间有褐色蝶形斑。

(2)蜚蠊卵荚(液浸标本):放大镜下观察时,可见其呈钱包状,内有 10 余颗～40 颗卵,暗褐色,长约 1～2cm。

(3)蜚蠊若虫(针插标本):肉眼或放大镜观察时,可见虫体形似成虫,但体小,翅未发育,性器官未发育成熟。

2. 实验报告 简述蜚蠊成虫形态特征。

十一、毒 隐 翅 虫
（Rove Beetle）

【目的要求】

1. 掌握毒隐翅虫成虫的形态特征。

2. 熟悉毒隐翅虫与疾病的关系。

3. 了解毒隐翅虫的生活史、生态和防制原则。

【实验内容】

1. 标本观察与示教

(1) 毒隐翅虫成虫(玻片标本)：低倍镜或解剖镜下观察，可见虫体长圆形、蚁状、黑色，体长 6.5 ~ 7mm。咀嚼式口器。头、胸、腹部呈黑色和橘红色相间，前胸、腹基部及足为黄色。翅 2 对。鞘翅短而硬，蓝黑色、有光泽，覆盖于虫体中胸部，腹节大部裸出。足 3 对，粗壮(图 2-9-24)。

(2) 毒隐翅虫卵(玻片标本)：低倍镜或高倍镜观察，可见卵近圆球形，大小约 0.6mm，刚产出时呈灰白色或黄白色，逐渐变为淡黄色至黄色。

(3) 毒隐翅虫幼虫(玻片标本)：低倍镜或解剖镜下观察，可见虫体呈柄状，头部红褐色、骨质化，3 对胸足发达。

(4) 毒隐翅虫蛹(玻片标本)：低倍镜或解剖镜下观察，可见虫体淡黄色，头部大于腹部，长约 4.5 ~ 5.0mm。

2. 实验报告　简述隐翅虫与疾病的关系。

（陈盛霞）

实验十
医学节肢动物（蜱螨）

实验内容 -

一、蜱（硬蜱、软蜱）

二、革螨

三、恙螨

四、蠕形螨

五、疥螨

六、粉螨

七、尘螨

一、蜱（Tick）
硬蜱（hard tick）
软蜱（soft tick）

【目的要求】

1. 掌握蜱的主要形态特征和生活史要点。

2. 熟悉蜱的重要种类及其与疾病的关系。

3. 了解蜱的生境类型和防制原则。

【实验内容】

1. 标本观察与示教　硬蜱和软蜱成虫玻片标本，解剖镜或显微镜低倍镜下观察。

（1）硬蜱（全沟硬蜱）成虫（液浸标本或玻片标本）：放大镜或解剖镜观察，成蜱形态体型较大，头、胸和腹融合为一，椭圆形，棕红色，分为颚体及躯体。颚体位于躯体前端，由口下板、螯肢、触须三部分构成。体背面有盾板，根据盾板的大小可区别雌雄，足4对（图2-10-1）。

1）颚体（gnathosoma）：较小，似头形，位于躯体前方，由颚基、口下板、1对螯肢及1对须肢构成，紧连其后的袋状躯体。颚基（gnathobase）位于颚体基部，与躯体相连。螯肢（chelicera）1对，由颚基背面正中向前伸出，长杆状，外包有角质的鞘，每个螯肢的顶端有2个向外的倒齿。螯肢的功能是切割皮肤以便吸血。口下板（hypostome）由颚基腹面正中伸出，位于螯肢下方，与螯肢合成口腔。口下板生有数列倒齿，吸血时钩挂在宿主皮肤上起固着作用。须肢（palp）1对，位于螯肢两侧，由4

节组成,但第4节较小,位于第3节顶端内侧面的凹陷内,不可动。须肢在蜱吸血时起固定和支持作用(图2-10-2)。

2)躯体(idiosoma):雄虫躯体背面有整块盾板覆盖,雌虫的盾板仅覆盖背部前端。足4对,分基、转、股、膝、胫、跗6节。第1对足跗节背缘有哈氏器。气门板1对,位于躯体两侧第4对足基节的后方。

(2)软蜱(波斯锐缘蜱)成虫(液浸标本或玻片标本):用放大镜或解剖镜观察,体型较大,棕褐色,体表有皱纹及盘窝等结构,两性不易区别。基本形态与硬蜱相似(图2-10-3),主要不同点在于颚体位于躯体前端腹面的第1对足基节间,从背面看不到。须肢4节,第4节与其他节等长,指状,可动。躯体背面无盾板,腹面无腹板。气门板位于第4对足基节的前外方。

蜱的生活史一般分为卵、幼蜱、若蜱(一期或多期)和成蜱几个发育期,某些蜱类(如软蜱)寿命很长,病原体在其体内可大量繁殖,并长期储存。

2. 实验报告

(1)绘硬蜱颚体点线图并标注结构名称。

(2)列表比较硬蜱与软蜱的主要鉴别点。

（李朝品）

二、革　螨
（Gamasid mite）

【目的要求】

1. 掌握革螨的主要形态特征和生活史要点。

2. 熟悉革螨的重要种类及其与疾病的关系。

3. 了解革螨的生境类型和防制原则。

【实验内容】

1. 标本观察与示教　革螨(格氏血厉螨)成虫(玻片标本):低倍镜观察,虫体椭圆形,黄色或褐色,长0.2～0.5mm,大者达1.5～3.0mm。颚体体表膜质,位于躯体前方,颚基环状或颈项状。螯肢1对,呈针状、剪状或钳状;须肢呈长棒状,分5节。躯体呈椭圆形,背腹扁平,体上具许多骨板和刚毛(图2-10-4)。

2. 实验报告

(1)简述革螨的形态特点。

(2)绘革螨成虫点线图并标注结构名称。

三、恙　螨
（Trombiculid mites）

【目的要求】

1. 掌握恙螨的主要形态特征和生活史要点。

2. 熟悉恙螨的重要种类及其与疾病的关系。

3. 了解恙螨的生境类型和防制原则。

【实验内容】

1. 标本观察与示教

(1) 恙螨成虫(玻片标本):低倍镜观察,虫体椭圆形,饱食后呈圆形,呈红、橙、淡黄或乳白色,大小为 0.2 ~ 0.5mm。颚体细小,位于体前端,螯肢和须肢粗壮呈圆锥形。躯体背部前方有背板,背板上有 5 根刚毛和 1 对圆形感器基,由此生出丝状、羽毛状或棒状感器。背板两侧有 1 ~ 2 对眼,后面有横列背毛(图 2-10-5)。

(2) 恙螨幼虫(玻片标本):基本形态结构与成虫相似,但腹面有足 4 对(图 2-10-6)。

2. 实验报告　简述恙螨的形态特征。

四、蠕 形 螨
(Demodicid mite)

【目的要求】

1. 掌握蠕形螨的形态特征和生活史要点。

2. 熟悉蠕形螨病的类型和病原诊断方法。

3. 了解蠕形螨的微生态和传播的主要因素。

【实验内容】

1. 标本观察与示教　蠕形螨成虫(玻片标本):在低倍镜观察,虫体细长呈蠕虫状,乳白色,半透明,环纹明显,长 0.1 ~ 0.4mm。颚体宽短呈梯形,位于虫体前端,螯肢 1 对,针状,须肢分 3 节。躯体分足体和末体两部分,足体约占虫体的 1/4,足短呈牙突状。末体细长,尾状。毛囊蠕形螨外形较细长,末体占躯体长度的 2/3 ~ 3/4,末端钝圆。皮脂蠕形螨略粗短,末体占躯体的 1/2,末端尖细呈锥状(图 2-10-7)。

2. 实验操作　指导学生采用透明胶纸法进行自查,课上示教刮拭法操作过程,并指导学生相互之间进行现场检查。

(1) 透明胶纸法:人体蠕形螨夜间在毛囊口和皮肤表面活动,可利用透明胶纸将蠕形螨从毛囊和皮脂腺中粘出。一般采取直接粘取法,也有报道采用挤粘结合法。

1) 材料:透明胶纸、载玻片等。

2) 操作方法:嘱被检对象于晚上睡前进行面部清洁(洗脸),取透明胶纸 1 条,长约 3 ~ 4cm,粘贴于面部的额、鼻、鼻沟、颧及颏部等处,次日清晨轻轻揭下,平贴于载玻片上,低倍镜检查。挤粘结合法是将贴在受检部位的胶带在取出前顺长轴平压若干次,然后用双手拇指在胶带不同部位用力挤压若干次,将受检部位分泌物挤出,再平压胶带若干次,使分泌物粘在胶带上,最后取下胶带,平贴于玻片上。

3) 注意事项:此法采集标本与透明胶纸的透明度及黏性有着直接关系。一般应选用与载玻片等大、透明度高和黏性大的胶纸。此方法与挤压法相比,疼痛感轻,检出率高,但检查时间较长。

(2) 皮肤刮拭法:分为直接刮拭法和挤压刮拭法。主要是利用蘸水笔尖、皮肤刮铲及一次性刺血针等工具刮取面部皮脂获得蠕形螨标本。挤压可增加蠕形螨获取率,因此采集标本时候宜采用挤压刮拭法。

1) 材料:痤疮压迫器、酒精棉球、载玻片、盖玻片、酒精灯、甘油或花生油等。

2) 操作方法:用双手拇指相距 1cm 左右先压后挤面部受检部位皮肤,然后用经火焰及酒精消过毒的压迫器,从鼻沟或鼻尖等处刮取毛囊及皮脂腺的分泌物,置于已滴在载玻片上的 1 滴甘油中,将分泌物摊开,加盖片,低倍镜检查。

3)注意事项:甘油可用花生油、液状石蜡或桃胶代替,将甘油滴在虫体上静置 20 分钟,使虫体更清晰。刮取的皮脂若要以皮脂定量计算感染度,可将刮取的皮脂放入特制的皮脂定量检螨器的定量糟内,然后取出置于载玻片上。

3. 实验报告

(1)简述蠕形螨的病原检查方法。

(2)绘皮脂蠕形螨和毛囊蠕形螨点线图。

五、疥　螨
(Scab mite)

【目的要求】

1. 掌握疥螨(成虫)的形态特征和生活史要点。

2. 熟悉疥螨的致病及其检查方法。

3. 了解疥疮的流行病学。

【实验内容】

1. 标本观察与示教

(1)疥螨成虫(玻片标本):低倍镜观察,虫体细小,近圆形,乳白色或淡黄色,由颚体和躯体构成。雌螨大小(0.30 ~ 0.50)mm × (0.25 ~ 0.40)mm,雄螨(0.20 ~ 0.30)mm × (0.15 ~ 0.20)mm。颚体短小,位于前端;螯肢似钳状,尖端具小齿;须肢粗短,分 3 节;无眼和气门。躯体背面隆起,腹面扁平,背面有波状皱纹、皮棘、刚毛等;背部尚有 1 块盾板,雌螨盾板短而宽,雄螨盾板长而窄;腹面光滑,足 4 对、粗短、似圆锥形,前 2 对足末端具长柄,端部具吸垫,有吸附功能;第 3 对足末端均为长刚毛,第 4 对足末端雌雄螨不同,雌螨为长刚毛,而雄螨为吸垫(图 2-10-8)。

(2)疥螨卵(玻片标本):显微镜观察可见虫卵呈长椭圆形,淡黄色,壳薄,大小为 180μm × 80μm(图 2-10-9)。

2. 实验操作

(1)针挑法:疥螨可寄生于人体皮肤较柔软嫩薄之处,在宿主表皮角质层的深处,挖掘一条与皮肤平行的蜿蜒隧道。针挑法即从感染者皮肤的隧道内容物和炎性丘疹中获取螨标本。

1)材料:甘油、滴管、载玻片、盖玻片、针头和酒精灯等。

2)操作方法:用消毒针头,针口斜面向上,挑破患者皮肤上的丘疹和疱疹,发现隧道开口后,从开口处挑开隧道,直到隧道的尽端。取出疥螨,置载玻片上,加 1 滴甘油,盖上盖玻片,镜检。或用消毒的矿物油滴于皮肤患处,再用刀片轻刮局部,将刮取物镜检。

3)注意事项:进针时,持针要平稳,切忌过深或过浅。过深可致出血导致视野模糊,过浅易刺破螨体。拔出针头时不可用力过猛,以免将疥螨从针头上掉落丢失。

(2)刮皮法:在炎性丘疹表面,用消毒手术刀片直接刮取螨标本。

1)材料:甘油、滴管、载玻片、盖玻片、手术刀片和酒精灯等。

2)操作方法:先用消毒的矿物油滴于新发的炎性丘疹上,再用刀片平刮数次,待丘疹顶端角质部分至油滴内出现细小血点为止。将 6 ~ 7 个丘疹的刮取物混合置于载玻片镜检。

3)注意事项:该法除可检出各期疥螨螨体,还可见疥螨卵及疥螨排出的棕褐色、外形不规则的粪便。

(3)解剖镜镜检法:直接用解剖镜观察皮损部位,查找"隧道"中疥螨的排泄物及其盲端的疥螨轮廓后,用手术刀尖端挑出疥螨。

1)材料:解剖镜、手术刀片和酒精灯等。

2)操作方法:将感染者的手及掌腕部置于解剖镜视野下,辅助45°角入射的电光源,观察皮损处疥螨"隧道"及其内的疥螨轮廓和所在部位。用消毒的尖头手术刀挑出淡黄色或淡棕色螨体镜检。该法于患者皮损处的"隧道"及"隧道"内检螨,检出率高于刮皮法。

3)注意事项:注意防止伤及患者。

3. 实验报告

(1)简述疥螨的病原检查方法。

(2)描述疥螨的形态特征。

六、粉　螨
（Acaroid mite）

【目的要求】

1. 掌握粉螨的致敏作用及所致过敏性疾病的类型。

2. 熟悉粉螨变应原的制备及其诊断方法。

3. 了解粉螨分类及重要种类。

【实验内容】

1. 标本观察与示教　粉螨(玻片标本):低倍镜观察,虫体呈椭圆形或卵圆形,有背沟,体壁薄,乳白色,半透明,大小多为 0.12 ~ 0.50mm,分为颚体和躯体两部分,躯体可划分为足体和末体。在前足体与后足体之间,一般有背沟为界。颚体位于虫体前端,螯肢两侧扁平,动趾与定趾呈剪刀状。须肢显著,但较小。躯体表面有指纹状皮纹,细密或粗皱,前端背面有一背沟和一块盾板,背腹面都着生各种刚毛。腹面有足 4 对,前后半体各 2 对。雌、雄虫生殖孔均位于躯体腹面,雄虫有阳茎、肛吸盘和跗节吸盘,雌虫有产卵孔,无肛吸盘和跗节吸盘,肛门为纵裂状。无气门及气门沟,用皮肤呼吸(图 2-10-10)。

2. 实验报告

(1)简述粉螨的致病作用。

(2)标注粉螨成虫模式图相应结构的中、英文名称。

七、尘　螨
（Dermatophagoid mite）

【目的要求】

1. 掌握尘螨的致敏作用及所致过敏性疾病的类型。

2. 熟悉尘螨变应原的制备及其诊断方法。

3. 了解尘螨分类及重要种类。

【实验内容】

1. 标本观察与示教　尘螨(玻片标本):低倍镜观察,虫体长椭圆形,乳白色,大小(0.2 ~ 0.5)mm×(0.1 ~ 0.4)mm。颚体位于虫体前端,螯肢钳状。躯体表面有指纹状的细密或粗皱的皮纹,背面前方有狭长背板,两侧有 1 对长鬃毛。雄虫背面后端有后背板。成虫足 4 对,跗节末端具钟形吸盘。肛门位于后端。雄螨肛侧有肛吸盘(图 2-10-11、图 2-10-12)。

2. 实验报告

(1)简述尘螨的致病作用。

(2)比较屋尘螨和粉尘螨的形态特征。

(赵金红)

实验十一
综合实验

实验内容 -

一、肠道寄生虫感染的粪便检查

二、蚊解剖与疟原虫卵囊和子孢子标本的制作

三、蚊体内丝虫各发育期的鉴定与标本制作

一、肠道寄生虫感染的粪便检查

粪便样本的检验是临床寄生虫学检查的重要内容,是肠道寄生虫感染的确诊方法,目前常用的方法有生理盐水直接涂片法、碘液染色法、饱和盐水浮聚法、水洗沉淀法等,其中浮聚法是利用原虫包囊或低比重蠕虫卵比重小于比重较大的液体,虫卵可浮于水面的原理从而提高检出率,而沉淀法则是利用原虫包囊和蠕虫卵的比重较水大,可沉积于水底来提高检出率。

通过常见肠道寄生虫感染粪便检查的综合实验,可评估学生对所学知识的掌握程度,加强学生的基础理论知识和技能操作的结合。

【目的要求】

1. 掌握粪便直接涂片法、定量透明厚涂片法、浓聚法、毛蚴孵化法、肛门拭子法和钩蚴培养法等常规检查方法的操作。

2. 熟悉人体肠道常见寄生虫卵和原虫滋养体、包囊的形态及其鉴别。

3. 了解粪便中可能检出的寄生虫种类。

【实验内容】

1. 标本观察与示教

(1)受精卵蛔虫卵、未受精蛔虫卵、钩虫卵、蛲虫卵、鞭虫卵、华支睾吸虫卵和布氏姜片吸虫卵等肠道寄生虫卵标本。

(2)直接涂片法、饱和盐水浮聚法、钩蚴培养法和碘液染色法的技术操作示范。

2. 粪便常规检查方法的操作。

【实验材料】

1. 器材　载玻片、盖玻片、竹签、改良聚苯乙烯作定量板、100目尼龙网、玻璃纸、三角烧瓶、吸管、透明胶纸、滤纸、试管(1cm×10cm)和显微镜等。

2. 试剂　生理盐水、碘液、金胺 - 酚染色液、3% 盐酸酒精、高锰酸钾液、高锰酸钾液、苯酚复红

染色液、10% 硫酸溶液、20g/L 孔雀绿液、甘油 - 孔雀绿溶液、10% 甲醛、乙醚、饱和盐水、生理盐水和碳素墨水等。

【实验方法】

1. 粪便常规检查　粪便的性状(软便、硬便、稀便、水样便)、颜色(淡黄色、果酱色、柏油样)、气味(有无特殊恶臭)、有无脓血及黏液;有无乳白色或肉红色的线状、片状或方形的寄生虫虫体;如发现有肉眼可见的疑为寄生虫的物体,应按照寄生虫标本的采集固定方法操作。

2. 直接涂片法　用以检查蠕虫卵、原虫包囊和滋养体。方法简便,连续作 3 次涂片,可提高检出率。

(1)蠕虫卵检查:操作步骤:滴 1 滴生理盐水于洁净的载玻片上,用竹签挑取绿豆大小的粪便,在生理盐水中涂抹均匀。加盖玻片后用低倍镜或高倍镜观察。

(2)原虫检查:

1)滋养体检查:涂片应较薄,方法同查蠕虫卵。

2)包囊碘液染色检查(图 2-11-1):直接涂片方法同上,但以 1 滴碘液代替生理盐水。若同时需检查活滋养体,可在载玻片另一侧滴 1 滴生理盐水。同上法涂抹粪便标本,再盖上盖玻片。载玻片中滴碘液的一侧查包囊;另一侧查活滋养体。

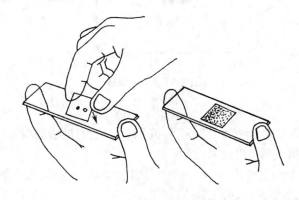

图 2-11-1　原虫包囊碘液染色操作方法

3)隐孢子虫卵囊染色检查:目前最佳的方法为金胺 - 酚改良抗酸染色法。其次为金胺 - 酚染色法和改良抗酸染色法。对于新鲜粪便或经 10% 甲醛溶液固定保存(4℃,1 个月内)的含卵囊粪便都可用这 3 种方法染色。染色过程是先用金胺 - 酚染色,再用改良抗酸染色法复染。

染色后,卵囊呈玫瑰红色,圆形或椭圆形,背景为绿色。如染色(1.5 分钟)和脱色(2 分钟)时间短,卵囊内子孢子边界不明显;如染色时间长(5 ~ 10 分钟)脱色时间需相应延长,子孢子边界明显。卵囊内子孢子均为玫瑰红色,子孢子呈月牙形,共 4 个。其他非特异颗粒则染成蓝黑色,容易与卵囊区分。

不具备荧光显微镜的实验室,亦可用本方法。先染色,然后在光镜下过筛检查。如发现小红点再用油镜观察以提高检出速度和准确性。

金胺 - 酚染色 - 改良抗酸复染法:本法可克服上述染色法的缺点。具体方法是:先用金胺酚染色后,再用改良抗酸染色法复染。光学显微镜下观察,卵囊同抗酸染色法所见,但非特异性颗粒被染成蓝黑色,两者颜色截然不同,极易鉴别,使检出率和准确性大大提高。

3. 定量透明厚涂片法(改良加藤法)　本法是世界卫生组织推荐的、目前国际上广泛使用的一种粪便虫卵检查法,适用于各种粪便内蠕虫卵的定性和定量分析。

(1) 操作步骤:应用改良聚苯乙烯作定量板(图 2-11-2),大小为 40mm×30mm×1.37mm,模孔为一长圆孔。定量板孔大小为 8mm×4mm,两端呈半圆形,所取的粪样平均为 41.7mg。操作时将大小约 4cm×4cm 的 100 目尼龙网或金属筛网覆盖在粪便标本上,自筛网上用刮片刮取粪便,置定量板与载玻片上,用两指压住定量板的两端,将刮片上的粪便填满模孔,刮去多余粪便。掀起定量板,载玻片上留下一长形粪条,然后在粪条上覆盖含甘油-孔雀绿溶液的玻璃纸片,轻压,使粪便铺开(20mm×25mm)。置于 30～36℃温箱中约 0.5 小时或 25℃约 1 小时,使粪膜透明后镜检计数。将所得虫卵数 ×24,再乘以粪便性状系数(成形便为 1,半成形便为 1.5,软便为 2,粥样粪便为 3,水泻便为 4),即为每克粪便虫卵数(eggs per gram,EPG)。

(2) 玻璃纸准备:将玻璃纸剪成 22mm×30mm 大小的小片,浸于甘油-孔雀绿溶液(含纯甘油 100ml、水 100ml 和 1ml 3% 孔雀绿水溶液)中至少浸泡 24 小时,至玻璃纸呈现绿色。

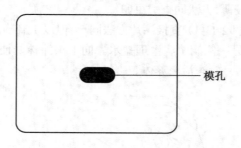

图 2-11-2　定量板

4. 浓聚法

(1) 沉淀法:原虫包囊和蠕虫卵的比重大,可沉积于水底,有助于提高检出率。但此法对于比重较小的钩虫卵和某些原虫包囊检出效果较差。

1) 重力沉淀法:即自然沉淀法。本法主要用于蠕虫卵检查,蠕虫卵比重大于水,可沉于水底,使虫卵浓集。经水洗后,视野清晰,易于检查。

操作步骤:取粪便 20～30g,加水制成混悬液,用金属筛(40～60 孔)或 2～3 层湿纱布过滤,再加清水冲洗残渣;过滤后的粪液在容器中静置 25 分钟,倒去上层液,重新加满清水,以后每隔 15～20 分钟换水 1 次(共 3～4 次),直至上层液清晰为止。最后倒去上层液,取沉渣作涂片镜检。如检查包囊,换水间隔时间宜延长至约 6 小时。

2) 离心沉淀法:将上述滤去粗渣的粪液离心(1500～2000r/min)1～2 分钟,倒去上层液,注入清水,再离心沉淀,如此反复沉淀 3～4 次,直至上层液澄清为止,最后倒去上层液,取沉渣镜检。本法省时、省力,适用于临床检验。

3) 醛醚沉淀法:操作步骤:取粪便 1～2g 置于小容器内,加水 10～20ml 调匀,将粪便混悬液经 2 层纱布(或 100 目金属筛网)过滤,离心(200r/min)2 分钟;倒去上层粪液,保留沉渣,加水 10ml 混匀,离心 2 分钟;倒去上层液,加 10% 甲醛 7ml。5 分钟后加乙醚 3ml,塞紧管口并充分摇匀,取下管口塞,离心 2 分钟;即可见管内自上而下分为 4 层。取管底沉渣涂片镜检。

本法不仅浓集效果好,而且不损伤包囊和虫卵的形态,易于观察和鉴定。对于含脂肪较多的粪便,本法效果优于硫酸锌浮聚法。但对布氏嗜碘阿米巴包囊、贾第虫包囊及微小膜壳绦虫卵等的检查效果较差。

(2)浮聚法:利用比重较大的液体,使原虫包囊或蠕虫卵上浮,集中于液体表面。常用的方法有:

饱和盐水浮聚法:此法用于检查钩虫卵效果最好,也可用于检查其他线虫卵和微小膜壳绦虫卵。但不适于检查吸虫卵和原虫包囊。

操作步骤:用竹签取黄豆粒大小的粪便置于浮聚瓶(高 3.5cm,直径约 2cm 的圆形直筒瓶)中,加入少量饱和盐水调匀,再慢慢加入饱和盐水至液面略高于瓶口,以不溢出为止。此时在瓶口覆盖一载玻片,静置 15 分钟后,将载玻片提起并迅速翻转,加盖片镜检(图 2-11-3)。

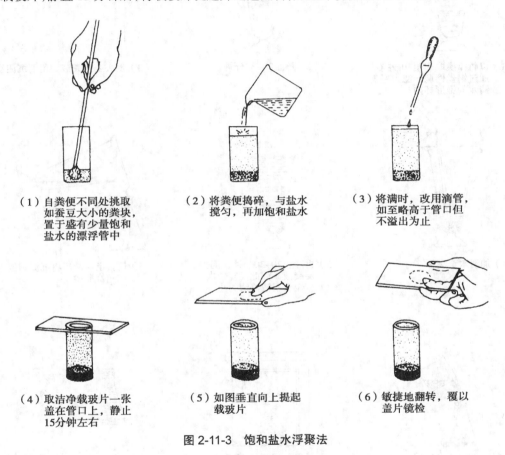

（1）自粪便不同处挑取如蚕豆大小的粪块,置于盛有少量饱和盐水的漂浮管中

（2）将粪便捣碎,与盐水搅匀,再加饱和盐水

（3）将满时,改用滴管,如至略高于管口但不溢出为止

（4）取洁净载玻片一张盖在管口上,静止 15 分钟左右

（5）如图垂直向上提起载玻片

（6）敏捷地翻转,覆以盖片镜检

图 2-11-3　饱和盐水浮聚法

饱和盐水配制:将食盐徐徐加入盛有沸水的容器内,不断搅动,直至食盐不再溶解为止。

5. 毛蚴孵化法　依据血吸虫卵内的毛蚴在适宜温度的清水中,短时间内可孵出的特性而设计的方法。

操作步骤:取粪便约 30g,先经重力沉淀法浓集处理,再将粪便沉渣倒入三角烧瓶内,加清水(城市中须用去氯自来水)至瓶口,在 20 ~ 30℃的条件下,经 4 ~ 6 小时后用肉眼或放大镜观察结果。如见水面下有白色点状物作直线来往游动,即是毛蚴。必要时也可以用吸管将毛蚴吸出镜检。如无毛蚴,每隔 4 ~ 6 小时(24 小时内)观察 1 次。气温高时,毛蚴可在短时间内孵出,因此在夏季要用 1.2% 食盐水或冰水冲洗粪便,最后 1 次才改用室温清水。

毛蚴促孵法:将用沉淀法处理后的粪便沉渣置于三角瓶内,不加水,或将粪便置于吸水纸上,再放在 20 ~ 30℃温箱中过夜。检查前再加清水,2 小时后就可见到孵出的毛蚴(图 2-11-4)。采用此法,毛蚴孵出时间较一致,数量也较多。

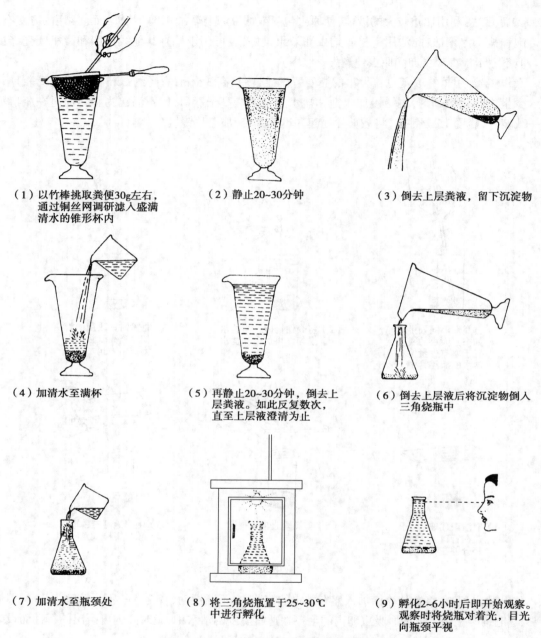

（1）以竹棒挑取粪便30g左右，通过铜丝网调研滤入盛满清水的锥形杯内

（2）静止20~30分钟

（3）倒去上层粪液，留下沉淀物

（4）加清水至满杯

（5）再静止20~30分钟，倒去上层粪液。如此反复数次，直至上层液澄清为止，

（6）倒去上层液后将沉淀物倒入三角烧瓶中

（7）加清水至瓶颈处

（8）将三角烧瓶置于25~30℃中进行孵化

（9）孵化2~6小时后即开始观察。观察时将烧瓶对着光，目光向瓶颈平视

图 2-11-4　粪便自然沉淀及毛蚴孵化法

6. 肛门拭子法　适用于检查肛周产卵的蛲虫或常可在肛门附近发现的带绦虫卵。

（1）棉签拭子法：先将棉签浸泡在生理盐水中，取出时挤去过多的盐水，在肛门周围擦拭，随后将棉签放入盛有饱和盐水的试管中，用力搅动，迅速提起棉签，在试管内壁挤干水分后弃去，再加饱和盐水至管口处，覆盖一载玻片，务使其接触液面，5分钟后取下载玻片镜检。也可将擦拭肛门的棉签放在盛清水的试管中，经充分浸泡，取出，在试管内壁挤去水分后弃去。试管静置10分钟，或经离心后倒去上层液，取沉渣镜检。

（2）透明胶纸法：用长约6cm、宽约2cm的透明胶纸有胶面，粘贴肛门周围的皮肤，然后将有胶的一面平贴在载玻片上,镜检。

7. 钩蚴培养法 根据钩虫卵内幼虫在适宜条件下可在短时间内孵出而设计的方法。

操作步骤:加冷开水约 1ml 于洁净试管内(1cm×10cm),将透明胶纸剪成与试管等宽但较试管稍长的 T 字形纸条,用铅笔书写受检者姓名或编号于横条部分。取粪便约 0.2 ~ 0.4g,均匀涂抹在纸条竖部的上 2/3 处,再将纸条插入试管,下端浸泡在水中,以粪便不接触水面为度。在 20 ~ 30℃条件下培养。培养期间每天沿管壁补充冷开水,以保持水面高度。3 天后用肉眼或放大镜检查试管底部。钩蚴在水中常作蛇行游动,虫体透明。如未发现钩蚴,应继续培养观察至第 5 天。气温太低时可将培养管放入温水(30℃左右)中数分钟后,再行检查(图 2-11-5)。

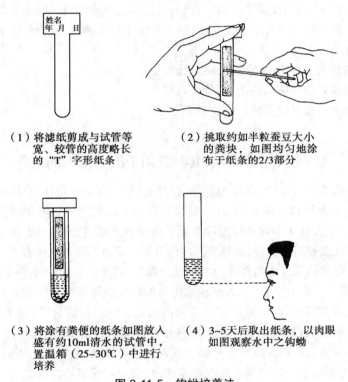

(1)将滤纸剪成与试管等宽、较管的高度略长的"T"字形纸条

(2)挑取约如半粒蚕豆大小的粪块,如图均匀地涂布于纸条的2/3部分

(3)将涂有粪便的纸条如图放入盛有约10ml清水的试管中,置温箱(25~30℃)中进行培养

(4)3~5天后取出纸条,以肉眼如图观察水中之钩蚴

图 2-11-5 钩蚴培养法

此法亦可用于分离人体肠道内各种阿米巴滋养体及人毛滴虫滋养体,且能提高检出率。但每管粪便量应为 1.0g,适宜温度为 25 ~ 30℃,培养时间为 2 ~ 4 天。临床上为了及时报告致病原虫,可于培养 48 小时后镜检。

8. 淘虫检查法 为了考核驱虫效果,常需从粪便中淘取驱除的虫体进行鉴定与计数。

操作步骤:取患者服药后 24 ~ 72 小时的全部粪便,加水搅拌,用筛(40 目)或纱布滤出粪渣,经水反复冲洗后,倒在盛有清水的大型玻皿内。检查混杂在粪渣中的虫体时,应在玻皿下衬以黑纸。

9. 带绦虫孕节检查法 操作步骤:绦虫节片用清水洗净,置于两张玻片之间,轻轻压平,对光观察内部结构,并根据子宫分支情况鉴定虫种。也可用注射器从孕节后端正中部插入子宫内徐徐注射碳素墨水或卡红,待子宫分支显现后计数。

【注意事项】

1. 玻片应清洁无油,取玻片时手指勿碰触玻片表面,以免油渍污染。

2. 粪便涂抹厚薄要适当,太厚不透光线,标本观察不清;太薄影响检出结果。一般以透过粪膜能依稀看见书上的字迹为宜。

3. 粪便中成分复杂,注意与虫卵类似的杂物鉴别,虫卵都具有一定形状和大小,卵壳表面光滑整齐,具固有的色泽,卵内可见卵细胞或幼虫;镜检中注意发现寄生虫以外的有意义的成分,如红细胞、白细胞、黏液、夏科 - 雷登结晶等应做记录。

4. 原虫滋养体检查时温度愈接近体温,滋养体的活动愈明显。必要时可用保温台保持温度。

5. 定量透明厚涂片法操作时需掌握粪膜的合适厚度和透明的时间,粪膜厚且透明时间短,虫卵难以发现,透明时间过长则虫卵变形,不易辨认。

6. 用过的竹签、玻片、粪便盒等污染物必须投入指定的容器内,消毒处理。

7. 正确使用显微镜,高倍镜观察时要加盖玻片,低倍镜转高倍镜时应避免粪膜污染镜头。

8. 应按阅读式顺序将粪膜全部观察完毕,热天要注意检查速度,以防粪膜干燥。

【实验报告】

1. 绘观察到的任意一种虫卵点线图或彩色图。

2. 标注其成虫模式图相应结构的中、英文名称。

3. 简述肠道寄生虫感染粪便检查的注意事项。

(湛孝东)

二、蚊解剖与疟原虫卵囊和子孢子标本的制作

按蚊是传播疟疾的主要媒介,现在全世界发现的按蚊已有 200 余种,我国将近 50 种。为掌握不同种类按蚊在疟疾流行和传播上的意义,判明是否为疟原虫的传染媒介,直接的方法是解剖蚊虫检查,检查雌蚊胃壁上有无卵囊和唾液腺有无子孢子为依据,特别是以子孢子的发现最为重要,正确和熟练地掌握蚊虫解剖与检查,是判断其体内有无疟原虫感染的关键技术。

疟原虫的生活史包括无性生殖和有性生殖两个周环,前者在人或动物(称中间宿主)体内进行,后者在蚊内(称终宿主)体内进行。当人或动物体内的疟原虫雌雄配子体被雌蚊吸入蚊胃后,雌雄配子体相继发育为雌雄配子,随后雌雄配子在胃内结合(受精)形成合子,合子进一步发育成为动合子。动合子穿过胃壁后,即在胃壁上皮细胞外形成卵囊。卵囊成熟所需时间,随着湿度、虫种,甚至虫体而异。卵囊破裂后释放出许多子孢子进入蚊子血淋巴,最后到达唾腺。当此种具有感染性蚊虫叮咬宿主时,子孢子即随同唾液注入宿主体内,引起疟疾感染。因此,鉴别蚊虫的疟原虫感染,应以检查雌蚊胃壁上有无卵囊和唾腺有无子孢子为依据,特别是以子孢子的发现最为重要,因为这表示此类雌蚊个体确具传播作用。

【目的要求】

熟悉蚊唾液腺和胃的解剖方法与检验技术。

【实验内容】

1. 蚊唾液腺解剖与疟原虫子孢子检验。

2. 蚊胃解剖与疟原虫卵囊检验。

【实验方法】

1. 材料　蚊解剖方法颇多,各研究者可应用一种适应自己研究目的的技术。这里所介绍的为常用的解剖方法,解剖时必须准备的器材和药品如下:

(1)洁净的载玻片和盖玻片。

(2)培养皿(放置麻醉或杀死的蚊)。

(3)氯仿或乙醚。

(4)生理盐水。

(5)脱脂棉。

(6)细解剖针。

(7)昆虫镊子(特制的镊子)。

2. 蚊唾腺解剖与疟原虫子孢子检验

(1)唾腺解剖:唾腺一对,透明,位于胸部前方近前足基节处。每腺分3叶,外面两叶长,中间一叶短。高度放大时,可见一细管,为许多分泌细胞所围绕(图2-11-6、图2-11-7),其解剖步骤如下:

1)用吸蚊管吸取待检雌蚊虫10～20只,以棉花蘸少量氯仿或乙醚将蚊虫麻醉。

2)将麻醉的蚊虫移入培养皿内,先鉴定种类,登入解剖记录,然后去其翅足。

3)置一大滴生理盐水于载玻片的中央。

4)镊取一只蚊虫置于盐水中,并使其侧卧,头部向下朝着操作者。

5)左手持解剖针轻压胸部,使颈膜受到体内压力而略胀大。

6)用左手针紧压胸部,右手针按住头部并向下徐徐拉伸,使头部离开身体。

7)唾腺随着头部的牵引和体内压力而露出。

8)切断唾腺管基部,用针挑唾腺并移置于另一载玻片上之盐水中,加上盖玻片进行镜检。

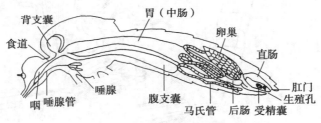

图 2-11-6　雌蚊内部结构

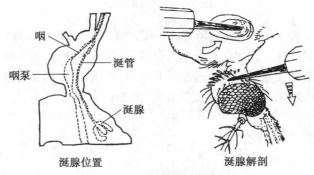

图 2-11-7　蚊唾腺解剖

(2) 子孢子检查:将载玻片置于低倍显微镜下,用解剖针轻压盖玻片使唾腺细胞破裂,子孢子如存在时就被排入盐水中,再放高倍镜下检查。子孢子是纺锤形或略呈镰刀形,有折光性,能做左右扭动或蜷曲运动(图2-11-8)。

(3) 子孢子标本制作:

1)检查到子孢子时,加一滴生理盐水,将盖玻片轻轻揭开放置转干。原来的载玻片同样待干。

2)滴一小滴加拿大胶于另一洁净的载玻片的中央,用以粘着盖玻片(标本面朝上)。

3)用甲醇将标本固定10分钟。

4)用 pH7.2 水配成 1% 吉姆萨染液,染色 30 ~ 50 分钟,然后用水洗去染液。干后妥善保存。

3. 蚊胃解剖与疟原虫卵囊检验　胃连接于前胃的后端,置于马氏管的基部前方,位于胸节至第五腹节之间。吸过血的雌蚊,应待血液消化后再进行解剖,其步骤如下(图 2-11-9):

(1)蚊胃解剖:

1)完成唾液解剖后,将蚊体移动,使其腹面向上,腹部末端对着操作者。

2)用解剖针尖划破第七腹节的背板和腹板,成两个小缺口。

3)用左手针固定胸部,另用右手针的尖端按住腹部末端并向下牵引,抽出胃部,除去马氏管及生殖器管。

4)将胃挑移到另一洁净的载玻片的盐水内,使之横置,加上盖玻片,进行镜检。

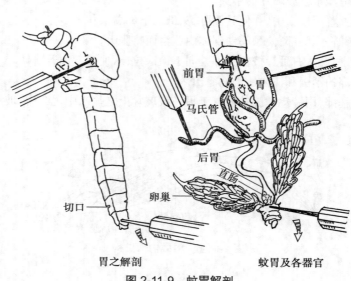

图 2-11-9　蚊胃解剖

(2)卵囊检查:将标本置于低倍显微镜下,用解剖针慢慢推动盖玻片的下侧,使胃液转一圈,以检查整个胃壁有无卵囊存在。如属阳性标本,转用高倍显微镜检查,可用卵囊固着于胃壁细胞的外面呈圆形突起。卵囊直径 6 ~ 80μm。较小的卵囊有褐色素,大的卵囊具囊壁。成熟的卵囊可见到内面有许多放射状条纹,表明子孢子即将成熟(图 2-11-10)。

(3)卵囊标本制作:

1)将查见卵囊的胃加一滴盐水。

2)揭开盖片,安排胃部在适当位置。

3)用吸水纸吸去盐水。

4)在胃旁加一滴 Bless 液,固定 1 ~ 4 小时。

5)水洗 2 分钟。

6)用稀释 10 倍的染色 30 ~ 60 分钟。

7)用水洗去染液。

8)用 0.5% 盐酸酒精褪色至淡紫红色。

9)水洗 5 分钟。

10)依次通过 70%、80%、90% 和纯酒精各脱水 15 分钟。

11）再用清油透明 15 ～ 30 分钟。

12）最后用加拿大胶封片。

【注意事项】

1. 卵囊的形态特征如上所述。此外，卵囊不随着盖玻片的推动而脱离胃部，其他物体则均可离开原位。胃细胞、脂肪滴和酵母菌最常见于胃内外，务必与真正的卵囊相鉴别。

2. 卵囊染色后进行褪色时，应时时观察褪色程度到适可而止，以保持标本色泽鲜明，结构清晰。

3. 检查子孢子时，应注意勿与鞭毛虫或细菌相互混淆。这三者固然各有其形态特征，但最容易区别的是它们的运动，子孢子能作左右扭动或蜷曲运动，而鞭毛虫则作快速向前后游动且能蠕动变形，细菌则常随水流动。

【实验报告】

根据实验的目的、内容、方法、结果和意义撰写实验报告。

（李朝品）

三、蚊体内丝虫各发育期的鉴定与标本制作

蚊类是班氏丝虫和马来丝虫的主要传播媒介，当蚊叮吸带有微丝蚴的患者后微丝蚴随血进入蚊体，在胃、胸肌发育为感染期幼虫后离开胸肌，大多数到达下唇。当蚊再吸血时，自蚊下唇逸出经吸血的伤口或正常皮肤钻入人体，成虫寄生于淋巴系统，致淋巴丝虫病。通过人工感染蚊的解剖观察及各期蚴虫的标本制作等操作，进一步巩固课堂理论知识。

【目的要求】

熟悉蚊体内丝虫分离技术与标本制作方法。

【实验内容】

1. 蚊体解剖与丝虫蚴虫分离鉴定。

2. 丝虫蚴虫标本制作。

【实验方法】

1. 蚊人工感染丝虫

（1）夜晚 10 点以后，从微丝蚴阳性绦虫病患者的静脉中抽血 10ml，注入含有 0.5ml、3.8% 枸橼酸钠的试管内，轻轻摇匀。

（2）取一玻璃漏斗，将其口缚以鸡嗉子的浆膜层或胎盘膜，使漏斗口朝下，然后把含有微丝蚴的血液由漏斗口注入漏斗内。

（3）把漏斗倒悬于人工繁殖的养蚊笼内，使蚊虫吸血。

（4）将吸食人血的蚊虫分离，单独饲养，饲以 10% 的糖水，在夏季（25 ～ 30℃，相对湿度 80%），经 7 天以后（马来丝虫）或 12 天以后（班氏丝虫），待蚊胃内血液全部消化，此时蚊体内感染期绦虫幼虫已发育成熟，即可进行解剖。

2. 在丝虫病患者家中采集感染丝虫的蚊虫　在夏秋季节，于丝虫病患者（血内含有微丝蚴）的蚊帐内用吸蚊管捕捉已吸食血的蚊虫，然后将其饲养在蚊笼内（适宜温度为 25℃，相对温度为 80% 以上），给予 10% 的糖水，饲养 10 ～ 12 天，待蚊虫胃内的血液全部消化后，即可进行解剖。

3. 蚊解剖与丝虫蚴虫分离

（1）用捕蚊管吸取笼内捕集的雌性成蚊。

（2）用氯仿或乙醚将蚊虫麻醉后,解剖镜下鉴定蚊种和种型。

（3）经鉴定的蚊虫用小镊子去其翅腿,置于编号的载玻片上,载玻片上分别滴 3 滴 0.6% 盐水,盐水滴间距离不能太近,否则容易相互混合。

（4）在解剖镜下用解剖针将已放于载玻片成虫的头、脑、腹三部切断,分别移到 3 滴盐水中,再用解剖针将其每一部分充分撕碎（胸部解剖时,应按胸肌的排列方向再次撕开）。在分离头、胸时,常有丝虫感染期幼虫逸入生理盐水内,此时应引起注意,因为蚊喙的基部可能有感染期幼虫存在（图 2-11-11）,可用解剖针轻压喙的基部,将幼虫驱至喙的唇瓣（图 2-11-12）,待幼虫头刚露出唇瓣时,立即用吸管将 70% 的酒精滴于其上,使幼虫立即杀死,并将带有幼虫的蚊头固定,然后保存于盛有70% 酒精的小染色皿中,以备制作标本。解剖一个部位后应把解剖针擦干净,再进行另一部位的解剖,以避免人为的部位转移或假阴性,然后盖上盖玻片。将胸部放在另一滴生理盐水内,在镜下用两解剖针将胸肌撕碎,感染期幼虫逸入生理盐水内,可将其收集于盛有生理盐水的小染色皿内,以备制作标本。

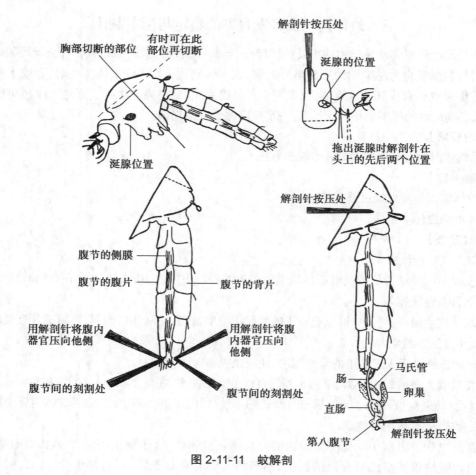

图 2-11-11 蚊解剖

（5）解剖镜下观察幼虫的各期（第一期幼虫即腊肠期、第二期幼虫即感染前期、第三期幼虫即感染期）并鉴定虫种及计数。

（6）观察结果并记录。

4. 体内感染期幼虫的标本制作

(1)带有感染期幼虫的蚊头标本制片法:

1)从盛有70%酒精的小染色皿中,吸取多余的酒精,加蒸馏水少许冲洗,如此重复冲洗2～3次。

2)用哈瑞苏木素染液染色过夜。

3)用酒精褪色约几分钟。

4)用蒸馏水冲洗,直至感染期幼虫转为蓝色。

5)经各级酒精脱水,每级约5～10分钟。

6)经纯酒精Ⅰ和Ⅱ各10分钟。

7)经二甲苯Ⅰ和Ⅱ。

8)用树胶封片。

(2)游离的感染期幼虫标本制片法:

1)将盛于小染色皿内的感染期幼虫用吸管吸出,放在生理盐水内冲洗数次。

2)染色、脱水、封闭等步骤与(1)相同。

【注意事项】

1. 从蚊笼内取出蚊虫后应及时将布袖结好,以防蚊虫飞出。

2. 解剖前麻醉死的蚊虫数目应为估计在一定时间内能解剖完的蚊数,以免时间过久,蚊体变硬而不易解剖。

3. 液体的标本在镜检时,切勿将镜臂倾斜。

4. 解剖过程中如须暂时中止工作,应将待查的载玻片用器皿盖好,防止其他昆虫的甜食或水分蒸发,同时把解剖镜等用具以罩子盖好。

【实验报告】

根据实验的目的、内容、方法、结果和意义撰写实验报告。

(李朝品)

实验十二
创 新 实 验

实验内容 -

　　一、伯氏疟原虫人工感染与血涂片制备和镜检
　　二、日本血吸虫病动物模型的建立及检验方法
　　三、旋毛虫病动物模型的建立及病原学检查

一、伯氏疟原虫人工感染与血涂片制备和镜检

　　疟原虫寄生于宿主的红细胞内,临床检验一般取患者的耳垂血或手尖血通过涂片、染色后显微镜下观察红细胞内疟原虫形态,作为确诊及鉴别不同疟原虫种的依据。实验室多以伯氏疟原虫人工感染小鼠作为实验对象,旨在开展相关科研活动及加强相关检查的临床技能。

【目的要求】

　　1. 掌握厚、薄血膜涂片镜检疟原虫的观察要点。

　　2. 熟悉厚、薄血膜的涂片、染色技术。

　　3. 了解伯氏疟原虫(*Plasmodium berghei*)人工感染小鼠的方法。

【实验内容】

　　1. 伯氏疟原虫复苏及感染小鼠。

　　2. 厚、薄血膜的制作与显微镜观察疟原虫各期形态特征。

【实验材料】

　　正常昆明株小鼠(约 20 ~ 30g),伯氏疟原虫 ANKA 株(*P.b* ANKA)、消毒空针、灭菌生理盐水、碘酒、75% 酒精、肝素钠抗凝剂(300U/ml)、消毒棉球、剪刀、载玻片、甲醇、pH 7.0 ~ 7.2 PBS 缓冲液、12% DMSO 原虫冻存液、吉姆萨染液(瑞氏染液)、显微镜。

【实验方法】

　　1. 伯氏疟原虫复苏及感染实验小鼠　从液氮中取出一管冻存的感染伯氏疟原虫 *P.b* ANKA 红细胞,在 37℃ 水浴锅中解冻后,吸取至一次性注射器中。小鼠腹部皮肤经酒精棉球消毒处理后,以腹腔注射的方式接种 0.2ml 冻存血至小鼠体内。接种小鼠放回动物间继续饲养。

　　从小鼠接种后第 3 天开始通过薄血膜涂片方式检查原虫在小鼠体内的数量变化。当血涂片中平均每个视野中超过 20 个原虫时(×100 油镜,约含 400 个红细胞 / 视野),将感染疟原虫的种鼠经麻醉,并用镊子摘除小鼠眼球,将流出血液收集至预装肝素钠抗凝剂(0.2ml/ 管)的离心管中。血

液经生理盐水稀释至 1ml 并充分混匀后,吸入消毒注射器中。用碘酒、酒精消毒拟接种小鼠皮肤,经腹腔接种 0.2 ~ 0.3ml 感染血液,放回动物间饲养。

2. 感染小鼠尾部取血　将感染了伯氏疟原虫 *P.b*ANKA 3 ~ 4 的小鼠装在小铁笼内,并露出尾巴;用小剪刀将小鼠尾尖剪去 1 ~ 2mm,并轻轻从小鼠尾巴根部向尖端推挤;待剪端形成血滴时,将血滴在干净的载玻片上,推制厚、薄血膜。

3. 血涂片制作

(1) 薄血膜(图 2-12-1):取一小滴血(略小于火柴头大)置于洁净载玻片的后 1/3 处,此片为载片;另取一张边缘光滑的载玻片作为推片。将推片的下端边缘中点与血滴接触,待血液沿玻片边缘向两侧扩散开后,将载片和推片调整至 30 ~ 45℃夹角,并将推片自右向左均速推进,即成薄血膜。理想的薄血膜应是一层均匀分布的血细胞,血细胞间无空隙,末端呈彗星尾状。

(2) 厚血膜(图 2-12-1):取一小滴血,置于载玻片的右 1/3 处。以推片的一角将血滴自内向外作螺旋形推开,使之成为直径约 0.8 ~ 1cm、厚薄均匀的厚血膜。厚血膜中多层血细胞重叠,其厚度约为薄血膜的 20 倍。

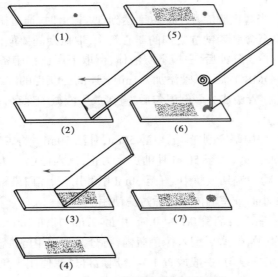

(1)　　　(5)

(2)　　　(6)

(3)　　　(7)

(4)

图 2-12-1　厚/薄血膜制作步骤

4. 固定与染色

(1) 吉氏染色(Giemsa's staining):薄血膜先用甲醇固定 20 秒,固定时用小玻棒蘸甲醇或无水乙醇在薄血膜上轻轻抹过。薄、厚血膜如果在同一玻片上,须注意切勿将固定液涂到厚血膜上,因为厚血膜固定之前必须溶血。厚血膜溶血时,将清水滴于厚血膜上,待血膜呈灰白色时,将水除去、晾干。待血膜干透后,将玻片平放在染色架上,用新鲜配制的 5% 吉氏染液(用 pH 7.0 的 PBS 稀释)滴于厚、薄血膜上,并全部覆盖血膜。染色 30 分钟后,在流水下轻轻冲去染液,晾干后镜检。此法染色效果较好,血膜褪色较慢,保存时间较久,但染色耗时较久。

(2) 瑞氏染色(Wright's staining):瑞氏染液中含甲醇,故薄血膜不需要事先固定;厚血膜则需先经溶血,待血膜干后才能染色。染色前,先将溶血后的厚血膜和薄血膜一起用蜡笔划好染色范围,以防止染液四溢。滴加染液使覆盖全部厚、薄血膜上,30 ~ 60 秒后加等量的缓冲液,轻轻摇动载玻片,使缓冲液和染液混合均匀(此时混合染液表面出现一层灿铜色浮膜)。静置 3 ~ 5 分钟,用水缓慢地从玻片一端冲洗(勿先倒去染液或直对血膜冲洗,以免沉渣附于血膜不易冲掉)。斜置玻片晾干后镜检。此法操作简便迅速,适用于临床诊断,但血片放久后易褪色。

5. 镜检　将血涂片置于光学显微镜的油镜下观察。鼠疟原虫红内期在同一个红细胞内有2～3个疟原虫寄生的现象较为常见,多寄生于着色深、体积大的网织红细胞。

【注意事项】

1. 推片时用力和速度要均匀,不能中途停顿或重复推片,以免造成血膜断裂或厚薄不均。如取血量多,宜采用小夹角;取血量少,可采用大些的夹角。

2. 血片必须充分晾干,否则染色时容易脱落。吉氏染液需新鲜配制(用 pH7.0 的 PBS 按(15～20):1 比例配制)。

3. 薄血膜涂片能清晰观察各个发育阶段形态特征并鉴定感染虫种,但易漏检;厚血膜涂片对虫体的检出率较高,但虫体形态特征识别难,不易判断虫种。

【实验报告】

根据实验的目的、内容、方法、结果和意义撰写实验报告。

附:

1. 疟原虫保种冻存　当薄血膜涂片中原虫率达到 5% 以上时,通过摘除眼球取血的方式将感染疟原虫的小鼠血液收集至含肝素钠抗凝剂的离心管中,取血期间要颠倒混匀数次,防止产生凝血。收集的血液 2000g 离心 3 分钟后,去掉上层液体,留取下层血细胞备用。在 2ml 冻存管中添加 0.75ml 的冻存剂(12% DMSO)后,每管添加 0.1ml 上述离心获得的红细胞,并在管壁上记录原虫种类和冻存时间。将冻存管中成分颠倒混匀后,直接放入液氮中保存,在添加冻存剂后,疟原虫可以在液氮中保存 3 年以上。

2. 吉氏染液配制法　吉姆萨染剂粉 1g,甲醇 50ml,甘油 50ml。将吉氏染剂粉置于研钵中,加少量甘油充分研磨,加甘油再磨,直至 50ml 甘油加完为止,倒入棕色玻瓶中。然后分几次用少量甲醇将附着在研钵上的染粉冲洗到玻瓶中,直至 50ml 甲醇用完、钵内染料洗净为止,塞紧瓶塞,充分摇匀,置 65℃温箱内 24 小时或室温内一周后过滤使用。

3. 瑞氏染液配制法　瑞氏染剂粉 0.1～0.5g,甲醇 97ml,甘油 3ml。将瑞氏染剂加入甘油中充分研磨,然后加入少量甲醇,研磨后倒入棕色瓶内,再分几次用甲醇冲洗研钵中的染液,倒入瓶内,直至甲醇用完为止。充分摇匀,一般放置 1～2 周后再过滤使用。急用时,也可 24 小时后过滤使用。

4. 缓冲液的配制(表 2-12-1)　在染色中常用的是磷酸盐缓冲液,先按下列配方配制 1/15 M 磷酸盐贮存液:

(1)磷酸氢二钠液:无水磷酸氢二钠(Na_2HPO_4)9.64g,蒸馏水 1000ml。

(2)磷酸二氢钾液:磷酸二氢钾(KH_2PO_4)9.073g,蒸馏水 1000ml。

上述二液配好后分别装瓶保存。

表 2-12-1　缓冲液配制

pH	KH_2PO_4(ml)	Na_2HPO_4(ml)	蒸馏水(ml)
6.8	4.9	5.1	90
7.0	6.3	3.7	90
7.2	7.3	2.7	90

配好的缓冲液可用试纸测定其 pH 值是否正确,稀释染液和冲洗血膜用的缓冲液以 pH 7.0 ~ 7.2 为宜。

(徐文岳 朱 锋)

二、日本血吸虫病动物模型的建立及检验方法

日本血吸虫成虫寄生于人及多种哺乳动物的门脉—肠系膜静脉系统,虫体发育的不同阶段(尾蚴、童虫、成虫和虫卵)均可对宿主引起不同的损害和复杂的免疫病理反应,引起的病变和临床表现亦具有相应的特点和阶段性。本实验旨在加深学生对理论知识的理解,掌握日本血吸虫人工感染动物的制作方法,熟悉并掌握血吸虫感染过程、致病机制,加强学生对血吸虫病诊断及治疗的临床思维和临床技能。

【目的要求】

1. 掌握日本血吸虫病常用的病原学及免疫学诊断方法。

2. 熟悉血吸虫感染的免疫病理机制及引起的主要病变。

3. 了解血吸虫感染小鼠的方法。

【实验内容】

1. 尾蚴感染小鼠,建立日本血吸虫病动物模型。

2. 观察血吸虫成虫寄生部位及感染引起宿主组织器官的病理变化。

3. 观察肝组织内虫卵各期形态特点。

4. 血吸虫感染的诊断方法(直接粪便涂片法和毛蚴孵化法等)。

【实验材料】

血吸虫感染的钉螺,昆明株小鼠(20 ~ 26g/只,4 ~ 6 周龄),锥形瓶、镊子、刀片、棉签、玻片、盖玻片、小鼠固定板、接种环、生理盐水、解剖镜、显微镜等。

【实验方法】

1. 血吸虫病动物模型的建立

(1) 血吸虫尾蚴:取阳性钉螺数个置于 50ml 锥形瓶中,杯中灌注蒸馏水至瓶口约 1cm 处。将铜丝网覆盖在瓶口,以防钉螺爬出。将锥形瓶置于 25℃温箱中 4 ~ 12 小时,尾蚴陆续逸出,浮在水面。

(2) 感染小鼠:①将小鼠腹部朝上固定在小鼠固定板上,剪去腹毛,面积约为 10mm×10mm。②取盖玻片一张,用接种环挑取尾蚴置于盖玻片上,在解剖镜下计数。③用水润湿小鼠腹部皮肤后,将计数后含有 40 ~ 50 条尾蚴的盖玻片贴于小鼠腹部去毛处,使其与皮肤充分接触,同时在盖玻片与皮肤间滴加清水数滴,保持湿润。20 ~ 30 分钟后用镊子取下盖玻片。④将小鼠放回笼中饲养 42 天后,进行后续实验。

注意:操作过程中要小心,避免接触感染;感染尾蚴;盖玻片和皮肤之间应保持湿润,但水量不宜过多;冬季应设法保持室温在 25℃左右。

2. 感染日本血吸虫小鼠的检测

(1)病原学检测方法:

1)粪便直接涂片法:滴加 1 滴生理盐水于洁净的载玻片上,用牙签挑取绿豆粒大小的粪便,在生理盐水中涂抹均匀。盖上盖玻片低倍镜或高倍镜下观察。可见血吸虫虫卵。

2)毛蚴孵化法:取患者粪便置于烧杯中,加清水搅拌均匀,用筛网过滤后收集于锥形量筒中,自然沉淀 1 小时,弃上清,再加水沉淀。如此反复 3 ~ 4 次后,直至上清液不浑浊,再弃上清,将

全部沉渣倒入锥形瓶中,20 ~ 30℃温箱中培养,3 ~ 6 小时后,将锥形瓶放置于窗口,用肉眼或放大镜观察,可见液面有白色点状物作直线运动,即为毛蚴。也可用吸管吸取部分液体,滴加在载玻片上,显微镜下观察。

注意事项:①影响毛蚴孵育的时间包括粪便放置时间、粪便数量、酸碱度等;②夏季温度较高时,在自然沉淀过程中会导致有毛蚴孵出,致使毛蚴随着倾倒的上清流失。因此需要 4℃自然沉淀或用 1% 的生理盐水冲洗粪便,防止毛蚴孵出(但最后一次要用清水,否则会抑制毛蚴孵出)。

(2)免疫学方法——环卵沉淀试验:小鼠眼内眦取血,收集血清;在干净的载玻片中滴加收集的待检血清 2 ~ 3 滴,大头针挑取血吸虫干卵,加入血清中混匀,盖上盖玻片,封蜡,37℃温箱培养 48 小时,低倍镜下镜检。若虫卵外周出现泡状、指状或带状沉淀,并有折光,视为阳性反应。

3. 感染日本血吸虫小鼠的病变观察

(1)观察尾蚴性皮炎:将小鼠放回笼内之前,观察小鼠局部皮肤有无红斑和丘疹。

(2)观察成虫寄生部位及肝脏、肠壁及肺部的病变:解剖小鼠后,充分暴露腹腔,进行观察。

1)血吸虫成虫的寄生部位:日本血吸虫成虫主要寄生于肠系膜上静脉,将肠管提起,展开肠系膜血管,可见肠道中黑白相间雌雄合抱的成虫。

2)肝、肠及肺脏的病变:

①肝脏:表面不光滑,有很多灰白色小点,此系沉积于肝脏的血吸虫卵,由于细胞有浸润和结缔组织的增生而形成的虫卵肉芽肿也称虫卵结节。

②肠壁:也可见同类的许多灰白色小点。

③肺脏:也可见到灰白色虫卵结节。

3)脾脏:较正常小鼠脾脏明显肿大。

(3)压片观察组织内虫卵:用剪刀剪取米粒大小的肝组织或肠壁组织置于两张载玻片之间轻压后在低倍镜下观察,可见成熟虫卵、未成熟虫卵;死卵、活卵。

1)死卵与活卵鉴别要点:

①颜色:活卵 ➡ 死卵,由灰白色变棕色、灰褐色。

②卵壳:活卵 ➡ 死卵,壳由薄变厚,由均变不均匀。

③毛蚴:活卵 ➡ 死卵,卵内毛蚴由清晰可见变萎缩模糊,最后变成网状结构或块状物。

2)各期虫卵鉴别特征:

①活卵:色灰白至棕黄,卵壳薄,内含胚团或毛蚴。

②近期变性卵:色灰白至棕黄,壳薄或不均,内见灰色或黑色小点或折光均匀的颗粒或萎缩之毛蚴。

③死卵:色灰褐至黑色,壳厚而不均,两极可有密集黑点,卵内含网状结构或块状物。

【注意事项】

1. 血吸虫尾蚴感染小鼠时注意务必使小鼠腹部皮肤与尾蚴接触部位保持湿润,否则影响尾蚴入侵能力。

2. 虫卵结节组织压片不宜太厚,否则影响镜下观察。

3. 血吸虫卵结节的病理变化与建模时间长短有关。

【实验报告】

根据实验的目的、内容、方法、结果和意义撰写实验报告。

(杨　静)

三、旋毛虫病动物模型的建立及病原学检查

旋毛虫病主要因生食或半生食含有幼虫囊包的肉类所致。幼虫囊包被食入后,幼虫在消化酶作用下脱囊,侵入小肠黏膜内发育为成虫,雌虫以卵胎生的方式产幼虫,幼虫移行至骨骼肌发育为幼虫囊包。直接以含幼虫囊包的肉类喂饲动物(喂饲法)或利用人工消化法收集脱囊幼虫并灌入小鼠胃内(灌胃法),可建立旋毛虫感染动物模型。从肌肉活检组织中查出幼虫是旋毛虫病最可靠的病原学诊断方法。通过本实验,熟悉旋毛虫感染过程,加强对旋毛虫生活史、致病、病原学诊断方法等知识点的理解和掌握。

【目的要求】

1. 掌握旋毛虫的致病机制、幼虫囊包的形态特征及病原学诊断方法。

2. 熟悉旋毛虫生活史过程。

3. 了解建立旋毛虫感染动物模型的方法。

【实验内容】

1. 两种方法建立旋毛虫感染动物模型。

2. 旋毛虫病原学诊断方法(肌肉压片法)。

【实验材料】

感染旋毛虫40天以上的昆明小鼠、正常昆明小鼠、载玻片、棉线、镊子、剪刀、小鼠笼具、普通光学显微镜、天平、胃蛋白酶(活性为1∶3000)、浓HCl(36%~38%)、NaCl、绞肉机、500ml烧杯、锡箔纸、磁力搅拌器(具加热功能)、分样筛(60目,0.3mm)、1000ml锥形量杯、试管(带刻度)、注射器(1ml)、小鼠灌胃针、50%甘油溶液、煤酚皂溶液等。

【实验方法】

1. 喂饲法建立旋毛虫感染动物模型

(1)解剖感染旋毛虫40天以上的昆明小鼠。

(2)取小米粒大小的骨骼肌置载玻片上,压片镜检囊包数量。

(3)选取含有100~300个幼虫囊包的肌肉。

(4)喂饲已禁食12小时的实验用正常昆明小鼠,用镊子将肌肉塞入小鼠咽部,待其吞咽下。

(5)将小鼠置于空白小鼠笼具中,观察10~30分钟,防止小鼠将肉吐出,确保感染成功。

2. 灌胃法建立旋毛虫感染动物模型

(1)颈椎脱白法处死感染旋毛虫40天后的昆明小鼠,去除皮毛、内脏、脂肪、肌膜肌腱等,保留所有肌肉组织,取小块膈肌压片镜检,确保有旋毛虫幼虫囊包。

(2)称取小鼠胴体重量,按每克肌肉需10ml人工消化液的比例,配制一定体积的人工消化液[1%胃蛋白酶(活性为1∶3000),0.7%浓HCl(36%~38%),0.9%NaCl]。

(3)将小鼠胴体置于绞肉机中绞碎,然后移入500ml烧杯中,加入消化液,放入磁珠,用锡箔纸覆盖,置于加热磁力搅拌器上,使液体温度维持在37~38℃。

(4)搅拌消化3~4小时,直至无肉眼可见肉屑。

(5)使用60目分样筛过滤消化液于锥形量杯中,加入适量清水至1000ml,自然沉淀20分钟。

(6)倾弃锥形量杯中大部分上清,留取沉渣,加入清水洗涤数次,至液体变清为止,收集沉淀中的旋毛虫肌幼虫(图2-12-2)。

(7)用生理盐水调整虫体至所需密度,混匀后用灌胃针吸取0.3~0.5ml(含幼虫100~300条),

灌入昆明小鼠胃内。

(8)感染 40 天后,可在小鼠肌肉中检获旋毛虫幼虫囊包(图 2-12-3、图 2-12-4)。

3. 旋毛虫病原学诊断方法(肌肉压片法)

(1)自感染小鼠后腿部位剪取少许肌肉组织(约绿豆大小),置于两载片之间,加一滴 50% 甘油溶液,用力压平,载玻片两端用棉线扎紧。

(2)置于低倍镜下按阅读顺序仔细观察,查找旋毛虫幼虫囊包(图 2-12-3、图 2-12-4)。

【注意事项】

1. 实验过程中务必戴手套,谨防感染;实验中的废弃物及使用器械等须经 2% ~ 3% 煤酚皂溶液浸泡或高温处理。

2. 喂饲法 ①一般以膈肌的虫荷最高,易于计数和喂饲;②喂饲前须对昆明小鼠禁食 12 小时;③确保小鼠将肌肉咽下方可成功感染。

3. 灌胃法 ①消化液温度不宜过高(一般不超过 39℃),否则会致幼虫死亡,影响转种效果;②配制消化液时应先加入浓 HCl,搅拌均匀后再加入胃蛋白酶,否则会导致部分胃蛋白酶失活;③倾弃锥形量杯中上清液时,只能一次性倾倒,若不小心将沉渣荡起,必须重新沉淀,然后再次倾弃上清,避免将幼虫倒出;④昆明小鼠的最佳灌胃量为 0.3 ~ 0.5ml/ 只;⑤小鼠常用的旋毛虫感染剂量为 100 ~ 300 条 / 只;⑥灌胃 12 小时前应将昆明小鼠禁食,4 小时前宜禁水;⑦如需长期保种,可按上述方法持续转种。

4. 肌肉压片法 本法虽可确诊旋毛虫病,但在早期和(或)轻度感染时易漏诊,即使在晚期患者,因受摘取肌肉组织的范围及数量所限,活检的阳性率仅为 50% 左右。

【实验报告】

根据实验的目的、内容、方法、结果和意义撰写实验报告。

(姜 鹏)

第三部分 寄生虫感染的实验室检查

实验内容

　　一、病原学检查

　　二、免疫学检查

　　三、分子生物学检查

一、病原学检测

　　寄生虫学诊断技术包括病原学检测、免疫学检测和分子生物学检测三类主要方法。病原学检查是应用历史最久、最为可靠的寄生虫病诊断方法,可用于确诊寄生虫病,但对于早期感染和隐性感染容易漏诊。病原学检查方法主要针对粪便、血液、排泄物与分泌物以及其他器官组织的寄生虫进行的检查。

(一) 粪便中寄生虫检查技术

　　粪便检查(简称粪检)是临床寄生虫学检验中一类主要技术。以诊断寄生虫病为目的,设法从粪便中查找到可经人体消化道排出的寄生虫某一阶段(如蛔虫的成虫或节片、幼虫、虫卵;原虫的滋养体、包囊、卵囊等)。同时,粪检也是部分寄生于消化道以外寄生虫(如肺吸虫、血吸虫、肝吸虫、肝片形吸虫等)感染的病原学检查手段。粪检实验技术与方法很多,可分为直接涂片法、厚涂片透明法、浓集法、毛蚴孵化法、肛门拭子法、钩蚴培养法、虫卵计数法、定量透明法、淘虫检查法、带绦虫孕节检查等 10 大类方法。临床上可根据不同寄生虫病种来选择具体方法,常用方法可参见本书实验十一综合实验的"肠道寄生虫感染的粪便检查"。

(二) 血液、其他排泄分泌物及各组织中寄生虫检查技术

　　主要介绍人体血液、骨髓、痰液、脑脊液、十二指肠引流液、尿液、鞘膜积液、前列腺液、脓肿穿刺液、浆膜腔积液、阴道分泌物以及皮肤、肌肉、淋巴结、肠黏膜、肺等组织中寄生虫的检查方法,为寄生虫病的临床诊断提供方法保障。

　　1. 血液内寄生虫检查技术(以疟原虫为例)

【目的要求】

　　(1)掌握血液原虫采集、检查方法及操作技能。

　　(2)熟悉疟原虫在染色标本中的形态特征。

【实验材料】

　　75% 乙醇棉球、采血针、载玻片、甲醇、pH7.0 ~ 7.2 的 PBS 缓冲液、吉氏染液(或瑞氏染液)、显微镜等。

【实验方法】

　　(1)采血:在临床上,对现症患者一般可随时采血,但为了提高检出率,就应当考虑采血的适当时间。对典型发作的间日疟及三日疟患者,应选择发作后数小时 ~ 10 余小时采血为好。此时疟原虫发育至环状体乃至大滋养体,虫体大,疟色素已形成,受染红细胞也出现变化,有利于疟原虫的

检出。恶性疟原虫大滋养体和裂殖体是在皮下、脂肪和内脏微血管中发育的,通常在外周血液中不易查到,配子体在环状体出现 1 周后方能见于外周血液,故在发作时采血。从患者耳垂或指尖(以左手无名指为宜)取血,婴儿通常从大趾趾腹针刺采血。采血方法用 75% 乙醇棉球消毒取血部位皮肤,待干后用左手拇指和示指捏住采血部位,右手持针迅速刺入皮肤,待血液流出或轻轻挤出血滴,供制作涂片用,采血完毕用干棉球轻压伤口止血。

(2)制片及染色:参考第十二章　创新实验"伯氏疟原虫人工感染与血液涂片制备和镜检的临床鉴别"。

(3)镜检:在检查薄血膜过程中,有时遇见与疟原虫形态类似的物体,应注意区分。如单个血小板附于红细胞上,易误认为环状体或成长中的滋养体。成堆的血小板误以为成熟的裂殖体。血小板的形状多样,或呈圆形、卵圆形,有时呈不规则多角形,其长径约为红细胞的 1/3 ~ 1/4。血小板中央部常呈紫红色颗粒状结构,周边部分着色浅,但不如疟原虫紫红色胞核与浅蓝色胞质分得清楚。此外,还有染色液沉淀颗粒以及偶有细菌、真菌、尘粒、白细胞碎片重叠于红细胞上,很像环状体和成长中的滋养体。但这些物质大多呈一种颜色,如细调显微镜焦距,可以看出它们与红细胞不在同一水平面上。厚血膜中疟原虫比较集中(一个视野可见到的细胞数约相当于 20 个薄血膜视野),但厚血膜经溶血后,红细胞轮廓已消失,原虫皱缩变形,虫体比薄血膜中的略小,有的原虫胞质着色很深,胞核模糊不清,初学者较难识别。检验人员必须经过一段时间的严格训练、在充分掌握薄血膜中各种疟原虫的形态特征后,才能认清厚血膜中的疟原虫。厚、薄血膜涂在同一片时,应先检查厚血膜上的原虫,如鉴定虫种有困难,再仔细观察薄血膜,以提高镜检效果。

2. 其他排泄物与分泌物内寄生虫检查技术

【目的要求】

(1)掌握其他排泄物及分泌物内寄生虫的检查方法及操作技能。

(2)熟悉不同寄生虫的适宜诊断方法。

【实验内容】

(1)痰液中寄生虫检验法(肺吸虫卵):嘱患者早上起床后,用力咳出气管深部的痰液,不应混有唾液,置于洁净的容器内送检。

1)直接涂片法:滴 1 ~ 2 滴生理盐水于洁净的载玻片上,挑取少许痰液,最好选带脓血的部分,涂匀后加盖玻片镜检。如未发现肺吸虫卵时,但在痰液中见到较多的嗜酸性粒细胞和夏科 - 雷登晶体,提示很可能有肺吸虫感染,应再多次涂片,仔细查找虫卵,或改用浓集法,以提高检出率。

2)消化沉淀法:嘱患者留取清晨或 24 小时痰液于清洁容器中,加等量 10% 氢氧化钠,充分搅拌后置 37℃温箱或水浴箱内,经 2 小时消化成稀液状,分装于离心管中,以 1500r/min 离心 5 ~ 10 分钟,吸沉渣作涂片检查,此法检出率较高。

【注意事项】

溶组织内阿米巴大滋养体检查采用生理盐水直接涂片法,检查时盛痰容器应干燥、无药品污染,痰液要新鲜,最好立即检查,室温低时,注意保温,使用有恒温装置的显微镜效果更好。高倍镜下可见滋养体作伪足运动,易与痰中上皮细胞、白细胞、脓细胞等鉴别;棘球蚴砂、钩蚴、蛔蚴、粪类圆线虫幼虫、尘螨、粉螨及螨卵检查一般用消化沉淀法检查,方法与肺吸虫卵检查法相同。

(2)十二指肠引流物中寄生虫检查法:用于检查十二指肠引流液和肝、胆系统内的寄生虫,如蓝氏贾第鞭毛虫、华支睾吸虫,本法一般在经多次粪检阴性,而临床症状可疑时采用。

从送检的十二指肠引流液的 4 瓶(A:胆总管液;B:胆囊液;C:肝胆管液;D:十二指肠液)标本中,用吸管从底部吸出少许引流液滴于载玻片上,加盖玻片后镜检。或将各部分引流液加生理盐水稀释,充分搅拌后,分装离心管内,以 2000r/min 离心 5 ~ 10 分钟,吸沉渣涂片镜检。如果引流液过于黏稠,可加 10% 氢氧化钠消化后离心。检查肝胆系统寄生虫病,一般认为以检查 B 液效果较好。引流液中的蓝氏贾第鞭毛虫滋养体常附着在黏液小块上,或虫体聚集成小絮片状物。肝片形吸虫卵和姜片吸卵不易鉴别,但前者可出现在胆汁中,而后者只见于十二指肠液中。当蛔虫侵入胆管,在胆汁中可检出蛔虫卵。

(3) 尿液及鞘膜积液寄生虫检查法:用于尿液检查的寄生虫有阴道毛滴虫和丝虫的微丝蚴。有时可见螨类、棘球蚴砂、弓形虫等。常用的检查方法为离心沉淀法。取尿液 3 ~ 5ml 置于离心管内,以 2000r/min 离心 3 ~ 5 分钟,吸沉渣涂片检查。从乳糜尿中检查微丝蚴时,在离心管中加与乳糜尿等量的乙醚,用力振荡使脂肪溶解,吸去上层脂肪再加 10 倍水,以 2000r/min 离心 3 ~ 5 分钟,取沉渣镜检。如乳糜尿中蛋白质含量高,不易沉淀,可先加抗凝剂,再加水稀释,经离心沉淀后,取沉渣镜检。检查弓形虫时,以 2500r/min 离心 10 分钟,取沉渣涂片,涂片干后,甲醇固定,再用瑞氏或吉氏染色,镜检鞘膜积液主要检查班氏丝虫微丝蚴。阴囊皮肤经消毒及局部麻醉后,用注射器抽取积液,如抽出乳糜液,参照乳糜尿检查方法处理,若抽出液呈胶状,可加抗凝剂后加水稀释,离心沉淀,取沉渣涂片镜检,亦可染色后检查。

(4) 前列腺液寄生虫检查:用前列腺液按摩法取前列腺液少许,滴于载玻片上,加 1 滴生理盐水混匀,加盖玻片,在显微镜下检查有无活动的阴道毛滴虫。也可涂片染色镜检。

3. 其他组织、器官寄生虫的检查法

【目的要求】

(1) 掌握其他组织、器官内寄生虫的检查方法。

(2) 熟悉不同组织器官内寄生虫的种类及适宜的诊断方法。

【实验内容】

(1) 骨髓穿刺液:杜氏利什曼原虫的无鞭毛体检查多在骨髓、淋巴结内穿刺取材,制成涂片经瑞氏或吉氏染色后用油镜检查,这是确诊黑热病的可靠方法。从穿刺安全和操作简便出发,临床多采用骨髓穿刺法,通常选取髂骨和椎骨棘突作为穿刺部位。用穿刺法取得的材料少,且较血稠,不易制成标准的厚涂片,只能用穿刺针尽量在载玻片上涂抹,同时,涂制后的标本必须自然干燥,或用电扇吹干,否则气候潮湿时细胞易起浸渍现象,难于染色,切不可采取加温、日晒等方法促使干燥,并防止灰尘及蝇类等昆虫舐食。

(2) 脑脊液:多种寄生虫可寄生于脑组织内,但只要当虫体进入脑室系统或蛛网膜下腔时,才能出现于脑脊液内。可在脑脊液中查见的寄生虫有溶组织内阿米巴和致病的自生生活阿米巴滋养体、肺吸虫卵、棘球蚴砂,也可能查获血吸虫卵、弓形虫滋养体以及广州管圆线虫和粪类圆线虫的幼虫,但一般检出率很低。

(3) 淋巴结穿刺液:用于利什曼原虫检查,检出率低于骨髓穿刺法,但方法简便、安全。穿刺部位一般选腹股沟部淋巴结,先将局部皮肤消毒,用左手拇指和示指将较大的淋巴结固定,右手将干燥无菌 6 号针头刺入。稍待片刻拔出针头,将针头内少量淋巴结组织液滴于载玻片上,涂片、染色检查。丝虫成虫检查可用注射器从可疑的淋巴结节中抽取成虫,或剖检摘除的结节寻找成虫。

(4) 肌肉组织(旋毛虫):旋毛虫幼虫检查用外科手术方法从患者腓肠肌、肱或股二头肌取米粒大小肌肉一块,置于载玻片上,加 50% 甘油一滴,盖上另一载玻片,均匀压紧、固定后置低倍镜下观察。摘取下的肌肉组织标本须立即检查,否则幼虫形态变得模糊,不易观察。

注:并殖吸虫、裂头蚴、猪囊尾蚴检查用外科手术方法摘取肌肉内的可疑结节,剥除外层纤维被膜,置两张载玻片间压平、固定、镜检。也可将组织用甲醛固定、切片、HE 染色检查。

（5）皮肤及皮下组织：囊尾蚴、裂头蚴、并殖吸虫检查参见肌肉组织检查；皮肤利什曼原虫检查对于皮肤出现丘疹或结节等疑似皮肤型黑热病患者，可选择病变明显之处，局部消毒后，用干燥灭菌的注射针头，抽取患处组织液涂片；或用消毒的锋利小剪，剪一小块组织涂片、染色或做病理切片检查；疥螨、蠕形螨见相关内容。

（6）结肠黏膜寄生虫检查（日本血吸虫卵）：从病变部位钳取米粒大小的肠黏膜 1 块，水洗后置两张载玻片间，作压片检查。肠黏膜内虫卵死活及变性程度的鉴别，可作为粪便检查和体检的辅助诊断，提高阳性检出率。如有活卵或近期变性卵，表明受检者体内有寄生虫；若是远期变性卵或死卵（钙化卵），则提示受检者曾有血吸虫感染，但现在可能已无成虫寄生。死、活血吸虫卵的鉴别可用以下方法鉴别：在新鲜肠黏膜压片中，血吸虫活卵呈淡黄色，卵壳薄，胚膜清楚，卵内含卵黄细胞、胚团或毛蚴；近期变性卵呈黄色，壳薄或不均匀，胚膜清楚，内含浅灰色或黑色小点或折光均匀的颗粒或萎缩的毛蚴；死卵呈灰褐或黄褐色，壳厚而不均匀，胚膜不清楚，卵内含网状结构或块状物，其两极可有密集的黑点。经氯化三苯基四氮唑（TTC）- 茚三酮复染法染色后，血吸虫卵活卵可见紫红色、紫色、蓝紫色晶体颗粒；近期变性卵呈深蓝灰色；远期变形卵不着色。

注：此方法亦可用于溶组织内阿米巴滋养体的检查。取材部位在溃疡边缘或深层病变组织，涂片或压片检查。

（三）病原学诊断标本的采集与保存

寄生虫样本是指用于标本制作、虫种保存及鉴定的寄生虫不同生活史阶段的虫体材料，是寄生虫种质资源的实物资源。寄生虫诊断样本的采集、保存可以为寄生虫病的诊断、鉴别提供实物材料，也可用于寄生虫学教学、科研、健康教育、虫种资源保存，经过鉴定后可为寄生虫病流行病学调查及预防提供科学信息。本章重点介绍人体寄生虫样本的采集与保存。

1. 蠕虫成虫的收集与保存

（1）虫体的清洗：将采集到的虫体（吸虫、线虫）投入清水或盛有生理盐水的试管或玻璃瓶内振荡，清洗虫体表面附着物，振荡时注意勿使虫体损伤。此法不适用于绦虫类。

（2）虫体的固定保存：①吸虫的固定：按 1∶1 的比例配制生理盐水和固定液的混合液，将其加入到盛有虫体的试管或玻璃瓶内。如需制作染色整体标本，应根据虫体的大小，厚薄，分别用玻片将虫体压平、压薄，然后用固定液进行固定。凡用含有升汞固定液固定的样本会产生许多汞盐沉淀，沉积于组织内影响今后制片观察，故需用 0.5% 碘乙醇（iodoethanol）浸泡 12 小时，以除去汞盐沉淀，再放入 70% 乙醇中褪去碘的颜色，最后将虫体保存于 70% 乙醇中。②绦虫的固定：用 10% 甲醛生理盐水液固定保存。如要鉴定虫种，则需要制作染色玻片标本，须将虫体按厚、薄分段置于两玻板中加压或将虫体夹于两张载玻片中，两端用橡皮筋绞紧，使虫体压平、压薄后放入固定液中固定 24 ～ 48 小时即可。在操作过程中切勿损伤虫体。③线虫的固定保存：将虫体放入加热至 60 ～ 70℃的热水或乙醇等固定液中固定，这样可获得伸直的虫体，待冷后移于 70% ～ 80% 乙醇或巴氏液（3% 甲醛生理盐水）中保存。

附注：保存在瓶、管中的虫体如暂不作检查，可在保存液（乙醇）中加入甘油数滴，以防止保存液的蒸发干涸。

2. 蠕虫虫卵的采集、固定和保存

（1）小型虫卵：取粪便 5 ～ 10g，放入小烧杯内，加少量清水，调匀，通过 80 ～ 100 目尼龙网筛过滤至含 500ml 清水量杯中，静止 30 ～ 40 分钟后，倾去上部混浊液，再加水至 500ml 静置 30 分钟留沉淀物，再反复沉淀数次，直至上部的水澄清为止。弃去上清液，加 3% 甲醛（formalin）液与含虫卵沉淀粪渣混合进行固定 24 小时，然后再更换至 5% 甲醛生理盐水中并加甘油数滴密封保存。

(2) 大型虫卵：水洗沉淀方法基本同上，但改用 40～60 目尼龙网筛过滤粪液，每次换水后静置 15～25 分钟。固定保存方法同上。另受精蛔虫卵和钩虫卵容易发育成胚胎，故固定时需用加热至 70℃ 的 10% 甲醛进行处理，以阻止卵细胞继续发育。收集蛲虫卵时，可选用透明胶纸肛拭法，即将贴有蛲虫卵的透明胶纸分割成 5mm×5mm 的小块，取一载玻片，在中央加 1 滴甘油，将小块胶纸置甘油上摊平，再在胶纸上加 1 滴中性树胶，复以盖玻片 37℃ 温箱烘干，即可较长期保存。虫卵保存于甲醛液中时间不宜太久，一般不超过 5 年，否则往往使卵壳损坏剥离影响虫卵鉴定。用下述保存液固定，保存时间可得到延长。

保存液配方：甲醛 10ml，无水乙醇 30ml，甘油 4ml，蒸馏水 56ml。

3. 原虫标本的固定保存方法 当采到含有肠道原虫新鲜样本时，无论原虫是滋养体还是包囊，应立即制成涂片标本，用肖氏固定液固定，再移置于 70% 乙醇内保存，以便日后染色制片诊断。肠道原虫滋养体由人体排出后容易死亡分解，应趁新鲜时及时涂片固定，包囊除了涂制玻片标本染色外，亦可保存于 5% 甲醛生理盐水中。

保存方法：将含有原虫包囊较多的粪便用 5% 甲醛生理盐水调成悬液，经 60 目孔铜筛过滤于尖底量筒中，静置 3～4 小时后，倾去上清液，再换以新的 5% 甲醛生理盐水倒入瓶中保存。检查时，用吸管吸取此混悬液一滴置于载玻片上，复以盖玻片于高倍显微镜下镜检。如需染色检查时，可加入碘液一滴与粪液混合后检查。此法可保持包囊形态较长时间不变。

4. 医学昆虫的采集、保存方法 根据医学节肢动物的生活史，在孳生地和栖息地采集样本。蚊、白蛉等成虫通常用针插好晾干，存放昆虫盒内，盒内应放樟脑块以防虫蛀。蚊、白蛉、蝇等昆虫的卵、幼虫和蛹，以及蚤、虱、臭虫、蜱、螨等的发育各期均应保存于 70% 乙醇中。需要分离病原体的昆虫不作任何处理，收集于干净的试管、小瓶中保存。

5. 寄生虫样本的转运和邮寄 凡用乙醇或甲醛等固定液固定的样本应用棉花填塞空间，以免液体流动损坏样本，瓶口也可用石蜡封固。昆虫的针插标本必须牢固地插在指形管的软木塞上，或插于昆虫盒内，昆虫盒外面用塑料袋包上防潮。如果干燥昆虫样本不用针插，可放在适当大小的瓶内，瓶底铺几层软纸，放入样本后，样本上的空间要用软纸填塞，以免样本因震荡而损坏，最后将瓶塞塞紧，瓶口用石蜡封闭。

各种寄生虫的玻片样本应放在玻片盒中，上下用纸垫好。如无玻片盒应在玻片两端用火柴杆或厚纸片隔开，再用纸包好扎紧，放木盒中。

邮寄时，将上述盛样本的盒放入木盒中，标本瓶（盒）周围用碎纸或塑料泡沫条或棉花等塞紧，以免损坏。另为排除寄生虫感染，在现场须采集患者血查血清中某种虫体循环抗原或抗体时可不必空腹，采 2ml 血凝固后分离到 100～200μl 血清即可吸入带盖的洁净小塑料管中放入含有干冰或冰块的保温杯中，装在用填充料塞紧的邮寄纸箱中，如采患者静脉血有困难时可耳垂采血 4～5 滴盛于小塑料指形管中待血凝固后，分离出 2～3μl 的血清同上法包装邮寄即可（查一种寄生虫的血清量不得少于 2～3μl）。

凡在现场采集的蠕虫、原虫、昆虫样本及血清样本基层防疫单位无法完成病原鉴定或血清学检测的，应及时包装邮寄或派专人运送至上级有关检疫部门进行检测。

（张　浩）

二、免疫学检测

免疫学检测是寄生虫病诊断的一种重要辅助诊断方法，具有快速、简便且敏感性高、特异性好等优点，一般适用于不能或难以进行病原学检查的寄生虫感染，尤其适用于感染早期、轻度感染、单性感染、隐性感染和特殊寄生部位的感染等。目前临床诊断或疾病控制中心在寄生虫病监测中应用较多的免疫学检测方法主要有间接荧光抗体试验、酶联免疫吸附试验、免疫印迹试验和胶体金免疫层析法等。

（一）间接荧光抗体试验

间接荧光抗体试验（indirect fluorescent antibody test，IFA）既可测定抗原，也可测定抗体，具有敏感性高、特异性强和重复性好等特点，可用于吸虫病、疟疾、丝虫病、包虫病及弓形虫病等寄生虫病的血清学诊断、流行病学调查和疫情监测。

【目的要求】

1. 掌握间接荧光抗体试验检测日本血吸虫感染者血清中的特异性抗体的实验方法和结果判定。

2. 熟悉间接荧光抗体试验检测日本血吸虫感染者血清中的特异性抗体的实验原理。

3. 了解间接荧光抗体试验检测日本血吸虫感染者血清中的特异性抗体的实验注意事项。

【实验原理】

将抗原与待测血清中的特异性抗体（一抗）特异性结合，然后使之再与荧光素标记的抗免疫球蛋白抗体（二抗）结合，形成免疫荧光复合物，在荧光显微镜下观察结果。最常用的荧光素为异硫氰基荧光素（fluorescein isothiocyanate，FITC）。现以间接荧光抗体试验检测日本血吸虫感染者血清中的特异性抗体为例说明如下。

【实验材料】

1. 抗原标本　血吸虫成虫冷冻切片。

2. 异硫氰酸荧光素标记的绵羊抗人 IgG。

3. 日本血吸虫感染人阳性血清；阴性对照血清。

【实验方法】

1. 将血吸虫成虫冷冻切片置室温 30 分钟后，用滤纸小片盖于抗原片上。

2. 滴加已用 0.01mol/L pH7.2 PBS 作 1∶20 稀释的试验血清 50μl，置于湿盒，在 37℃温箱孵育 30 分钟。

3. 用 pH7.2 PBS 洗涤 3 次，每次 5 分钟。

4. 滴加用 pH7.2 PBS 1∶10 稀释的异硫氰酸荧光素标记的绵羊抗人 IgG，置湿盒内于 37℃温箱孵育 30 分钟，同上法洗涤 3 次。

5. 用 0.1% 伊文思蓝复染 10 分钟，以 PBS 流水冲洗 1 分钟，风干。

6. 用 pH8.0 的 20% 磷酸缓冲甘油封片，置荧光显微镜下观察。

【结果判定】

结果判定	镜下所见	结果说明
"−"	组织内和虫体表面不呈现亮绿色荧光	阴性
"+"	呈现亮绿色荧光	弱阳性
"++"	呈现清晰的亮绿色荧光	中阳性
"+++"	呈现非常清晰的黄绿色荧光	强阳性

【注意事项】

1. 在进行间接荧光抗体试验时，要注意充分洗涤以避免非特异性荧光。

2. 完成间接荧光抗体试验操作后,应及时在荧光显微镜下观察结果;如不能及时观察应注意避光保存,以免荧光消退影响结果。

(二)酶联免疫吸附试验

酶联免疫吸附试验(enzyme-linked immunosorbent assay,ELISA)因其应用了酶标记技术,提高了血清学试验的敏感性,已广泛用于寄生虫感染宿主的体液(血清、脑脊液等)以及排泄物(尿、粪便和乳汁等)中的特异性抗体或抗原的检测。常用的方法包括间接 ELISA 法(检测抗体)、双抗体夹心 ELISA 法(检测抗原)和竞争 ELISA 法(检测抗原)。现以间接 ELISA 法检测日本血吸虫感染家兔血清中的特异性抗体为例说明如下。

【目的要求】

1. 掌握酶联免疫吸附试验检测抗体的实验方法和结果判定。
2. 熟悉酶联免疫吸附试验检测抗体的实验原理。
3. 了解酶联免疫吸附试验检测抗体的实验注意事项。

【实验原理】

ELISA 的基本原理是把抗原或抗体物理性地吸附于某种固相载体表面,并保持其免疫活性;然后和待测样本中的抗体或抗原反应,形成酶标记的免疫复合物;如遇相应底物,底物被固相载体上的酶催化成有色产物,通过定性或定量有色产物,即可确定待检样品中是否存在待测的抗原或抗体。

【实验材料】

1. 酶标记物的制备 以辣根过氧化物酶(HRP)标记抗体为例说明酶标记物的制备。

(1)取 5mg 绵羊抗兔免疫球蛋白和 12mg 过氧化物酶,溶解于 1ml PBS(0.1mol/L,pH6.8)中,并不断搅拌。

(2)在上述溶液中小心滴加 50µl 1% 的戊二醛,在室温下搅拌 2 小时。4℃透析过夜,透析液为 5L 的 PBS。

(3)以 20 000r/min 于 4℃离心 30 分钟,去沉渣,上清液即为酶标记物,保存于 4℃中备用。一般可保存至少 3 个月。

2. 底物 常用底物为邻苯二胺(OPD),OPD 经 HRP 催化后生成可溶性橘红色产物,适用于比色和肉眼读取结果。配制方法为:10mg OPD 溶于 25ml pH5.0 的柠檬酸缓冲液中,临用前加 30% H_2O_2 10µl。

3. 包被液 0.05mol/L pH 9.6 PBS 碳酸钠缓冲液:Na_2CO_3 1.59g,$NaHCO_3$ 2.93g,加蒸馏水定容至 1L。

4. 洗涤液 0.05mol/L 含有 Tween-20 的 pH 7.4 PBS:NaCl 8g,KH_2PO_4 0.2g,Na_2HPO_4 2.9g,0.5ml Tween-20,加蒸馏水至 1L。

5. 终止液 2mol/L 的 H_2SO_4。

6. 待检血清 日本血吸虫感染家兔阳性血清;家兔阴性血清。

【实验方法】

1. 抗原包被 用包被液稀释已知抗原至最适浓度(一般为 1 ~ 10µg/ 孔),按 100µl/ 孔加入 96 孔微量反应板各孔中,置湿盒,4℃过夜。

2. 洗涤 弃去包被液,用洗涤液,洗涤 3 次,每次 5 分钟,甩干。

3. 加待检血清 于每孔中加入 100µl 用 pH 7.4 PBS 稀释(1:100 或 1:200 稀释)的待检血清,每板应设参考阳性 1 孔(加稀释的阳性血清),阴性对照孔 3 孔(加稀释的阴性血清),PBS 对照 1 孔(加 PBS)。置湿盒,37℃孵育 1 ~ 2 小时,弃去未结合的样品液,用洗涤液洗涤 3 次,每次 5 分钟,甩干。

4. 酶结合反应　每孔中加入 100μl 用 pH 7.4 PBS 稀释的酶标记物,37℃孵育 1 ~ 2 小时,弃去未结合的样品液,用洗涤液洗涤 3 次,每次 5 分钟,甩干。

5. 底物显色　按 100μl/ 孔加入新鲜配制的底物溶液,置室温暗盒中显色 30 分钟。

6. 终止反应　每孔加入 50μl 终止液,终止反应。

7. 读取结果　目测或酶标仪测定吸收值。

【结果判定】

1. 目测观察　在白色背景上,PBS 对照孔及阴性对照孔应为无色或淡黄色,参考阳性孔应为棕黄色或深棕色者,样本孔棕黄色或深棕色者为阳性。

2. 测定吸光度　用 ELISA 酶标检测仪测定 492nm 波长的消光值。用 PBS 对照孔调零,测定阴性对照孔 OD 值,以 OD ± 3S 为阳性判断标准,落在阳性范围的为阳性,反之则为阴性。

【注意事项】

1. 用于 ELISA 检测时,应选择吸附性能好,非特异性吸附少的微量反应板。

2. 进行 ELISA 检测时,应以阳性血清和阴性血清作对比测定,以确定阳性和阴性反应结果的阈值。

3. 用 ELISA 检测大批标本时,每块反应板都应设置标准阳性血清及阴性血清对照。

4. 加底物前,反应板经洗涤、甩干后,应速加底物,不能在空气中放置过久,以免酶活力下降影响反应结果。

5. 反应板使用后不宜再用,否则会影响反应结果。

6. 如用酶标仪进行测定,因各种型号的酶标仪性能不一致,检测时需根据各自的仪器,确定阳性和阴性反应阈值。

7. 在进行 ELISA 检测时,为避免反应板非特异性吸附酶结合物,反应板经抗原或抗体致敏后,可选用 4% ~ 10% 的牛血清白蛋白或者 10% 的小牛血清进行封闭。

(三) 免疫印迹试验

免疫印迹试验(immune-blot,IB)亦称酶免疫转移印迹试验(enzyme immune- transfer blot,EITB)或免疫印迹(Western blot,WB),具有高分辨力、高特异性和高敏感性等特点。可用于诊断血吸虫病、肺吸虫病、囊虫病和包虫病等。

【目的要求】

1. 掌握免疫印迹试验的实验方法和结果判定。

2. 熟悉免疫印迹试验的实验原理。

3. 了解免疫印迹试验的实验注意事项。

【实验原理】

将寄生虫抗原进行 SDS- 聚丙烯酰胺凝胶(SDS-PAGE)电泳,然后将抗原转移到硝酸纤维素(NC)膜上,再与待检血清(一抗)进行反应,通过标记的特异性抗免疫球蛋白抗体(二抗)证明被测血清中存在相应抗体并识别膜上的特异性抗原。下面以日本血吸虫的免疫印迹试验为例进行介绍。

【实验材料】

1. 血吸虫抗原　取日本血吸虫新鲜成虫按 5 ~ 10 对 /ml 的比例加入 PBS(pH8.0),匀浆,10 000r/min 离心 30 分钟,取上清液备用。

2. SDS-PAGE 胶制备　分离胶浓度为 4% ~ 20%。

【实验方法】

1. SDS-PAGE 电泳分离　取上述血吸虫抗原溶液与 2×SDS 蛋白上样缓冲液(商品化),按 1 ∶ 1

比例配成上样溶液,沸水浴煮沸 5 分钟,瞬时离心后进行单梳 SDS-PAGE 电泳分离,左侧梳孔加标准相对分子量蛋白质,右侧梳孔加上样溶液,电压控制在 160V,电泳时间约为 1 小时。

2. 电转移

(1)从电泳板中取出已完成电泳的凝胶片,浸泡于盛有电转缓冲液(TB)的容器内。

(2)取相应大小的 NC 膜,在与凝胶接触的一面做好标记,经甲醛固定以后,慢慢浸入 TB 液中。将凝胶片与 NC 膜紧贴,两面各放置浸湿的滤纸一层。打开电转夹,在阴极侧垫上一块专用的用电转液浸泡透的海绵垫,然后按照滤纸 - 凝胶 -NC 膜 - 滤纸的方向将凝胶附于海绵垫上,去除气泡,用多块经电转液浸泡的海绵垫填充电转夹的剩余空间,夹好电转夹。

(3)转印槽加满电转液,插入电转夹,连接好电极,使凝胶片位于阴极侧,NC 膜位于阳极侧,置转印槽于 4℃冰箱内,通电转印数小时或过夜,电流控制在 250mA 上下(约 40 ~ 50V)。

3. 封闭 取出转印好的 NC 膜,用 5% 脱脂奶粉浸泡封闭,4℃过夜,TBS-T(含 0.05% 吐温 –20 的 TBS)洗 2 ~ 3 次。

4. 印迹试验

(1)用刀片将薄膜按电泳方向分割为宽约 0.5cm 的直条,用铅笔在上端做好标记。

(2)取其中一条放置于分格反应板的反应槽内,带有抗原的面朝上,每槽一条。另取一条同标准相对分子质量蛋白质一起,做考马斯亮蓝染色,测试分离的效果并确定蛋白带位置。

(3)待检血清用 TBS-T 稀释(常用浓度 1∶150),加入反应槽中,以浸没膜条为限。

(4)室温振荡孵育 60 分钟,以后用 TBS-T 振荡洗涤 3 次,每次 5 分钟。

(5)加已稀释的 HRP 标记的羊抗人免疫球蛋白抗体。

(6)室温振荡孵育 60 分钟,以后用 TBS-T 振荡洗涤 3 次,每次 5 分钟。

(7)加入新鲜配制的 OPD 显色,反应在暗盒中完成。

【结果判定】

阳性反应可见棕黄色或深棕色反应条带。

【注意事项】

1. 要注意充分洗涤以避免出现非特异性条带。

2. 装配电转夹时,注意不要出现气泡。

3. 电转时要注意摸索合适的电转电流和电转时间,避免电转不足或电转过度。

(四)胶体金免疫层析法

胶体金免疫层析法(colloidal gold-based immunochromatographic assay,GICA)是一种将胶体金标记技术、免疫检测技术和层析分析技术等多种方法有机结合在一起的固相标记免疫检测技术。具有简便、省时、样本用量少、结果易判读等特点,适于现场应用。现已用于包虫病、日本血吸虫病、疟疾、丝虫病、黑热病等寄生虫病的实验诊断和流行病学调查。现以胶体金免疫层析法检测包虫病抗体介绍如下。

【目的要求】

1. 掌握胶体金免疫层析法检测包虫病抗体实验方法和结果判定。

2. 熟悉胶体金免疫层析法检测包虫病抗体的实验原理。

3. 了解胶体金免疫层析法检测包虫病抗体的实验注意事项。

【实验原理】

胶体金免疫层析法检测包虫病抗体试纸条由样品垫、胶体金结合垫、层析膜(NC 硝酸纤维素膜)、吸水纸、PVC 板支持物组成(图 4-2-1)。将纯化的棘球蚴囊液抗原喷涂在 NC 膜检测线(T)上,抗人 IgG 抗体喷涂在 NC 膜质控线(C)上,胶体金标记的链球菌 G 蛋白固定在胶体金结合垫上。当在样品垫加待检样本检测时,样本内的抗体与金标记的链球菌 G 蛋白结合成复合物。若待检样本中存在抗棘球蚴特异性抗体,则该抗体与金标记的链球菌 G 蛋白形成的复合物由于层析作用沿试纸条向前移动,被检测线内的固相棘球蚴抗原捕获,形成夹心复合物而凝聚显色。若待检样本为阴性样本,形成的复合物不能在检测线区域被固相棘球蚴抗原捕获而不显色,该复合物继续移动,在质控区被捕获凝聚显色。因此,无论待检样本中是否存在包虫病特异抗体,一条有色条带都会出现在质控区,作为层析过程是否正常、试剂是否失效的内控标准。

【实验材料】

1. 胶体金免疫层析试纸条　由样品垫、胶体金结合垫、层析膜(NC 硝酸纤维素膜)、吸水纸、PVC 板支持物组成;硝酸纤维素膜包被有纯化的棘球蚴囊液抗原和小鼠抗人 IgG 单克隆抗体,胶体金结合垫固定有胶体金标记的链球菌 G 蛋白。

2. 样品稀释液　主要成分为十二水合磷酸氢二钠、磷酸二氢钾、氯化钠和氯化钾。

【实验方法】

1. 在试纸条下部 MAX 线下方的样品垫上滴加待测样品(图 3-2-1),如 10μl 血清(或血浆)或20μl 全血。

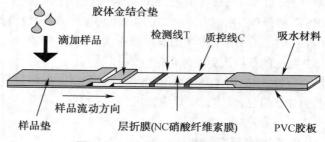

图 3-2-1　胶体金免疫层析试纸条

2. 待样品被样品垫全部吸干,再逐滴滴加 2 ~ 3 滴样品稀释液于样品垫上(图 3-2-2)。

3. 测试结果在 30 分钟内读取,结果观察超过 30 分钟无效。

4. 观察结果时,如果试条变干会影响结果判断,需在样品垫上加一滴样品稀释液保持试条湿润。

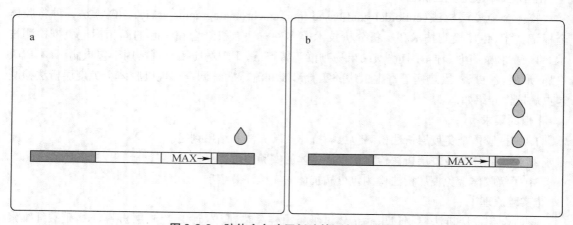

图 3-2-2　胶体金免疫层析法检测包虫病抗体

【结果判定】

1. **阴性结果**　仅质控线显色,检测线没有显色,判为阴性(图 3-2-3a)。
2. **阳性结果**　质控线显色,检测线显色,无论深浅均判为阳性(图 3-2-3b)。
3. **无效结果**　质控线不显色,无论检测线是否显色,均表示试纸条失效,表明不正确的操作过程或者试剂盒已变质失效(图 3-2-3c)。

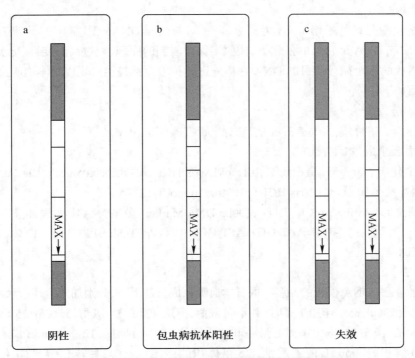

图 3-2-3　胶体金免疫层析法检测包虫病抗体结果判定

【注意事项】

1. 待检样本可以使用血清、血浆或全血,待检样本可以接受抗凝剂 EDTA、肝素和枸橼酸钠,应避免溶血。
2. 采集血清、血浆、全血样本后,如不能立即进行检测,应置于 4℃冰箱保存 1 天,如需长期保存,血清置于 –20℃保存不超过 4 年,反复冻融次数不要超过 3 次。
3. 检测试纸条、待检样品和其他检测用材料等测试前需平衡至室温。
4. 检测试纸条应储存在 4℃避光干燥处,开封取出试纸条后应在 30 分钟内使用。
5. 本法介绍的检测试纸条仅限检测人血清、血浆或全血样本。

三、分子生物学检测

分子生物学检测由于高度的敏感性与特异性,已越来越广泛地应用于寄生虫病的诊断,常用的分子生物学检测技术包括聚合酶链反应(PCR)、环介导等温核酸扩增等。

(一)聚合酶链反应

聚合酶链反应(polymerase chain reaction,PCR)是一种体外扩增特异性 DNA 技术,它具有简易、快速、准确、灵敏和高度特异的优点。目前,常规 PCR 技术多用于寄生虫病的基因诊断、分子流行病学研究和种株鉴定、分析等。

【目的要求】

1. 掌握日本血吸虫的常规 PCR 诊断的实验方法和结果判定。

2. 熟悉日本血吸虫的常规 PCR 诊断的实验原理。

3. 了解日本血吸虫的常规 PCR 诊断的注意事项。

【实验原理】

聚合酶链反应是以待扩增 DNA 为模板,以一对与模板 DNA5'末端和 3'末端互补的寡核苷酸为引物,在耐热 DNA 聚合酶的催化下,按照半保留复制的原理,经过高温变性、低温退火和适温延伸等反应组成的多个循环使目的 DNA 在体外迅速扩增而被检测。现以日本血吸虫的常规 PCR 诊断为例介绍如下:

【实验材料】

参加 PCR 反应的物质主要有五种:引物、酶、dNTP、模板和 Mg^{2+}。

1. 日本血吸虫成虫(雌、雄)。

2. 虫体消化液　3mg/ml 蛋白酶 K,0.1mol/L Tris-HCL(pH 8.5),0.05mol/L EDTA,1% SDS。

3. TE 缓冲液　10mmol/L Tris-HCL(pH 7.6),1mmol/L EDTA。

4. Taq 酶、10×Buffer、MgCl₂、dNTP、100bp DNA Marker、10×DNA 上样缓冲液。

5. 引物　引物 1:5′-TCT AAT GCT ATT GGT TTG AGT-3′;引物 2:5′-TTC CTT ATT TTC ACA AGG TGA-3′。

【实验方法】

1. 日本血吸虫 DNA 模板的制备　取日本血吸虫成虫若干条,分别加入生理盐水 150μl,研磨后加入虫体消化液 200μl,65℃作用 1 小时,并不时振荡,再用 400μl 酚、氯仿、异戊醇(25:24:1)抽提,12 000r/min 离心 10 分钟,取上清,加等体积的酚、氯仿(24:1)抽提,12 000r/min 离心 10 分钟,取上清,加 1/10 体积的 2mol/L 的乙酸钠,2.5 倍体积的冷无水乙醇,翻转 EP 管数次使溶液完全混合,-20℃沉淀 1 小时,4℃ 12 000r/min 离心 10 分钟,弃上清,用 600μl 70% 冰预冷乙醇,快速混悬,12 000r/min 离心 10 分钟,弃上清,将 DNA 沉淀空气干燥片刻,加 100μl TE 缓冲液溶解沉淀。0.5% 琼脂糖凝胶电泳检测 DNA 的抽提效果,紫外分光光度计测定抽提的 DAN 含量,获得的 DNA 模板于 -20℃储存备用。

2. PCR 扩增体系　反应体积 25μl,包括 2.5μl 10×Buffer、1.5μl 25mmol/L MgCl₂、2μl 2.5mmol/L dNTP、各 0.5μl 20pmol/L 引物 1 和引物 2、0.4μl 5U/L Taq 酶及 4μl DNA 模板,13.6μl 灭菌双蒸水。设阴性对照组,用 4μl 灭菌双蒸水代替 4μl DNA 模板。

3. 反应条件　反应程序为 94℃预变性 3 分钟;94℃变性 60 秒、55℃退火 60 秒、72℃延伸 60 秒,扩增 35 个循环;然后 72℃延伸 7 分钟。扩增反应在梯度基因扩增仪上进行。

4. 琼脂糖凝胶电泳　取 10μl 各 PCR 扩增产物,2μl 10×上样缓冲液混合,8μl 100bp DNA 标准分子量,分别加到含溴乙锭(EB)(0.5μg/ml)的 2.0% 琼脂糖凝胶中,电泳缓冲液为 1×TBE,在 80V 电压下电泳 50 分钟,电泳后将凝胶置于紫外透射反射仪上观察结果。

【结果判定】

1. 阳性　将凝胶置于紫外透射反射仪上观察,见到分子量为 230bp 的特异性 DNA 条带。

2. 阴性对照组　无特异性 DNA 条带出现。

【注意事项】

1. 操作时需戴一次性手套,若不小心溅上反应液,应立即更换手套。

2. 使用一次性吸头,严禁与 PCR 产物分析室的吸头混用,吸头不要长时间暴露于空气中,避免气溶胶的污染。

3. 避免反应液飞溅,打开反应管时为避免此种情况,开盖前稍离心收集液体于管底。若不小心溅到手套或桌面上,应立刻更换手套并用稀酸擦拭桌面。

4. 操作多份样品时,制备反应混合液,先将 dNTP、缓冲液、引物和酶混合好,然后分装,这样既可以减少操作,避免污染,又可以增加反应的精确度。最后加入反应模板,加入后盖紧反应管。

5. 由于加样器最容易受产物气溶胶或标本 DNA 的污染,最好使用可替换或高压处理的加样器。如没有这种特殊的加样器,至少 PCR 操作过程中加样器应该专用,不能交叉使用,尤其是 PCR 产物分析所用加样器不能拿到其他两个区。

(二)环介导等温核酸扩增

环介导等温核酸扩增(loop-mediated isothermal amplification,LAMP)是一种在 PCR 核酸扩增技术的基础上衍化出来的非 PCR 核酸扩增技术,只需在恒温条件下反应约 1 小时,即将痕量核酸的拷贝数扩增 10^9 倍。LAMP 法是一种操作简便易行、灵敏度高且特异性强的 DNA 扩增检测技术,已成功应用于疟疾、锥虫病、血吸虫病、隐孢子虫病和巴贝虫病等寄生虫病原体的检测。有报道认为 LAMP 法敏感性较普通 PCR 法高 100 倍。

【目的要求】

1. 掌握日本血吸虫 LAMP 诊断的实验方法和结果判定。

2. 熟悉日本血吸虫 LAMP 诊断的实验原理。

3. 了解日本血吸虫 LAMP 诊断的注意事项。

【实验原理】

60 ~ 65℃是双链 DNA 复性及延伸的中间温度,DNA 在此温度下处于动态平衡状态。因此,在 65℃左右时可进行 DNA 合成。针对靶基因的 6 个区域设计 4 种特异引物,在链置换 DNA 聚合酶(Bst DNA polymerase)的作用下,65℃恒温下 DNA 可不停地自我循环扩增。DNA 合成时,从脱氧核糖核酸三磷酸底物(dNTPs)中析出的焦磷酸离子与反应溶液中的镁离子反应,产生白色焦磷酸镁沉淀,可根据浑浊度作为反应的检测指标,也可改进方法进行琼脂糖凝胶电泳检测、荧光检测等。现以日本血吸虫 LAMP 诊断为例介绍如下:

【实验材料】

1. 日本血吸虫 DNA 模板。

2. Bst DNA 聚合酶。

3. 引物。

(1)正向内引物(forward inner primer,FIP):5′- CTACGACTCTAGAATCCCGCTCCGCGAATGAC TGTGCTTGGATC -3′。

(2)反向内引物(backward inner primer,BIP):5′-CCTACTTGATATAACGTTCGAACGTATTGG TTTGAGTTCACGAAACGT -3′。

(3)正向外引物(forward outer primer,F3):5′- GCCGGTTCCTTATTTTCA -CAAGG -3′。

(4)反向外引物(backward outer primer,B3):5′- CTAACATAATTTTATCGCC -TTGCG -3′。

【实验方法】

1. LAMP 反应体系 反应体积 25μl,其中包括:10 × Bst-DNA polymerase Buffer 2.5μl;4mmol/ L MgSO₄;1.4mmol/L dNTP;F3、B3 各 0.2mmol/L;FIP、BIP 各 0.8mmol/L;8U Bst-DNA 聚合酶;血

吸虫DNA模板2µl,补灭菌双蒸水至25µl,混匀。阴性对照用2µl灭菌双蒸水代替血吸虫DNA模板。

2. 将上述混合后的反应管置于65℃水浴1小时。

3. 肉眼观察反应产物是否出现白色的焦磷酸镁沉淀(浊度检测),也可用吸光光度计在400nm波长下测定浑浊度;也可改进方法进行琼脂糖凝胶电泳检测或荧光目视法检测。

【结果判定】

1. 阳性　出现白色浑浊(图3-3-1);如对产物进行琼脂糖凝胶电泳,则可见典型的梯状条带出现(图3-3-2)。

2. 阴性　不出现白色浑浊(见图3-3-1);不出现梯状条带(见图3-3-2)。

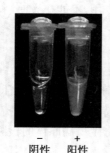

　－　　＋
阴性　　阳性

图 3-3-1　LAMP 反应结果
（浊度检测）

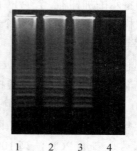

1　　2　　3　　4

图 3-3-2　LAMP 反应产物琼脂糖凝
胶电泳结果

1～3 为阳性;4 为阴性

【注意事项】

1. LAMP 法的缺点是难以扩增长片段序列,最适长度为< 300bp。

2. 操作时注意避免污染,以免造成假阳性。

3. 需设立阳性和阴性对照。

（梁韶晖）

附录
常用固定液、保存液、染色液和封固液

一、常用的固定液

(一)乙醇(alcohol)固定液

1. 配方　乙醇(酒精)和蒸馏水。

2. 配法　酒精与蒸馏水在任意比例下混合,一般宜采用的浓度为70%。

3. 用途　广泛,但不用于固定大块组织。

4. 注意事项　酒精固定的标本对于核的染色较差;酒精浓度在50%以上,可溶解脂肪及类脂体,且易溶解血红蛋白及损害多数其他色素;酒精是还原剂,易被氧化为乙醛,再变为醋酸失效,应每2年更换一次或加入适量的甘油;0℃时蛋白质能溶解于酒精,因此酒精固定时温度不宜太低。

(二)甲醛(methanal)固定液

1. 配方　40%甲醛(蚁醛)和蒸馏水。

2. 配法　取甲醛3ml、5ml、10ml分别与97ml、95ml、90ml蒸馏水混合,可配制成3%、5%、10%甲醛溶液。

3. 用途　可保存大块组织和大型虫体;可用于测定细胞内DNA含量标本的固定;小型寄生虫和小块组织(1.5cm×1.5cm×0.2cm)在5%~10%甲醛溶液中需固定数小时,大型虫体和大块组织则需1~2天。

4. 注意事项　甲醛渗透力强,固定组织较为均匀,组织收缩少,可使组织硬化,固定后细胞核染色效果好。因甲醛易变性聚合呈混浊状多聚甲醛,不宜作固定剂,所以可在配制时添加甘油以阻滞其聚合,或将变性后的甲醛沉淀物加热溶解。在甲醛中浸泡时间短的标本,染色前只冲洗10分钟~2小时即可;但固定时间较长者,则需经流水冲洗24小时,甚至48小时,否则其氧化产物甲酸的沉淀将影响染色效果。

(三)中性甲醛(neutral methanal)固定液

1. 配方　40%甲醛100ml,磷酸二氢钠4.0g,无水磷酸氢二钠6.5g,蒸馏水900ml。

2. 配法　将40%甲醛、磷酸二氢钠、无水磷酸氢二钠与蒸馏水混合于烧杯中,混匀后贮存于玻璃瓶内备用。

3. 用途　小型寄生虫和小块组织(1.5cm×1.5cm×0.2cm)在5%~10%甲醛溶液中数小时即可被固定好,大型虫体和大块组织则须经1~2天。

4. 注意事项 中性甲醛是以 pH 7.2 ~ 7.4 的磷酸缓冲液为溶剂配制的,其固定效果及对组织抗原性的保存均优于一般的 4% 甲醛固定液。在甲醛溶液中浸泡时间短的标本,染色前只需冲洗 10 分钟 ~ 2 小时即可;但固定时间较长者,则须经流水冲洗 24 小时,甚至 48 小时,否则甲醛的沉淀将影响染色效果。此固定液配制后应密封并保存在阴凉处,保存时间不超过一个月。

(四) 甲醛 - 酒精(methanal-alcohol)固定液

1. 配方 40% 甲醛 10ml,无水乙醇 30ml,甘油 40ml,蒸馏水 50ml。

2. 配法 将上述三种成分混合于烧杯中,混匀备用。

3. 用途 适用于虫卵的固定。

4. 注意事项 将虫卵的沉淀物倒入该固定液中,加盖,即可使虫卵形状经久不变。

(五) 卡氏(Carnoy)固定液

1. 配方 纯酒精 6 份,冰醋酸 1 份,氯仿 3 份。

2. 配法 将三者混合于烧杯中,将混合液贮存于玻璃瓶内,备用。

3. 用途 此液能固定胞质和胞核,尤其适于固定肠内原虫和某些吸虫、绦虫标本。纯酒精固定胞质及沉淀肝糖,冰醋酸固定染色质,并可防止酒精的硬化及收缩作用,可增加渗透力,对外膜致密不易渗入的组织尤其适合。固定的标本适合各种染色。

4. 注意事项 固定的虫体或含有寄生虫的组织必须新鲜,经生理盐水或清水(大块组织)洗净后立即投入固定剂中。清洗或移动中小型虫体宜用毛笔或镊子轻取,以免损伤虫体;较大的组织块应用锋利小刀在适当部位作一剖面或深切口,以利固定剂迅速进入组织。用于切片的组织块不宜过厚,一般须切成小块,直径不超过 5mm。该液穿透速度快,小块组织及小型寄生虫一般固定 0.5 ~ 1.0 小时,大型标本不超过 3 ~ 4 小时。放置过久,组织可出现膨胀和硬化现象。固定后的标本用 95% 酒精洗涤两次,移到 95% 酒精中继续脱水,或移于石蜡中,也可保存于 80% 酒精中。

(六) 鲍氏(Bouin)固定液

1. 配方 苦味酸饱和溶液 75ml,40% 甲醛溶液 25ml,冰醋酸 5ml。

2. 配法 将三者混合于烧杯中,混匀后贮存于玻璃瓶内备用。

3. 用途 适于固定昆虫、吸虫及一般动物组织。苦味酸可沉淀一切蛋白质,但穿透速度慢,使组织收缩大;甲醛溶液穿透力较强,可防止苦味酸对细胞质所产生的粗大沉淀;冰醋酸使组织膨胀,也可固定染色质。三者互相配合成为较好的固定剂。

4. 注意事项 固定小型虫体和组织块时,容器底部最好垫以棉花,使固定剂均匀地渗入。该液穿透力强、固定均匀,组织收缩少,可把一般的微细结构显示出来,对苏木精及酸性复红易于着色。此液宜于临用前配制,否则可因氧化还原反应而影响固定效果。一般固定 12 ~ 24 小时,小型虫体或小块组织固定数小时(4 ~ 16 小时)即可。固定后的标本不能用水洗,以免使核组织模糊;可用 70% 酒精洗涤 10 余小时或更长时间,以脱去黄色的苦味酸;也可在每次更换酒精时加氨水一滴以中和酸性和漂白苦味酸;或加入少许碳酸锂饱和水溶液以洗去黄色。此时如不继续制片,可将标本保存于 70% 酒精中。组织在脱水过程经酒精时也可洗去苦味酸,即使残留有少量苦味酸,对一般染色并无影响。

(七) 伯氏(Bless)固定液

1. 配方 甲醛 7ml,70% 酒精 90ml,冰醋酸 3 ~ 5ml。

2. 配法 将甲醛和 70% 酒精混合于烧杯中,冰醋酸在临用前加入。

3. 用途 适于固定昆虫幼虫及成虫内部器官(如蚊、蝇消化道)等,也可固定吸虫和绦虫。

4. 注意事项 此液渗透力强,只需固定 3 ~ 12 小时。固定昆虫幼虫时,应加热至 60 ~ 70℃,再放入幼虫使虫体伸直。此液固定的标本用卡红或苏木精类染料染色,效果均佳。

(八) 肖氏(Schaudinn)固定液

1. 配方 氯化汞饱和水溶液 66ml,95% 酒精 33ml,冰醋酸 5ml。

2. 配法 将氯化汞饱和水溶液和 95% 酒精混合于烧杯中,冰醋酸在临用前加入,它可防止细胞过分收缩。

3. 用途 适于固定肠内原虫,包括阿米巴和鞭毛虫。若为涂片标本,可在 40℃ 下直接将标本材料固定在载玻片上。

4. 注意事项 一般固定液都以新配的为佳,配制好的固定液应贮放在冰箱或阴凉处,不宜放在日光下;此液固定后的标本需经碘酒处理以除去其中沉淀的升汞。

(九) 秦氏(Zenker)固定液

1. 配方 重铬酸钾 2.5g,氧化汞 5.0g,蒸馏水 100ml,冰醋酸 5.0ml。

2. 配法 将前三者混合于烧杯中,加温溶解(数小时),冷却后过滤,将混合液贮存于棕色玻璃瓶内。临用时加冰醋酸,否则它将与重铬酸钾起作用。

3. 用途 为一般动物组织的优良固定剂,经它固定的虫体和宿主组织切片,细胞核及细胞质染色颇为清晰,也适用于固定蠕虫标本。

4. 注意事项 一般固定时间为 12 ~ 24 小时,小块组织(2 ~ 4mm³) 固定时间为 6 ~ 8 小时。然后在流水中冲洗 12 小时左右,以除去多余的重铬酸钾。重铬酸钾是强氧化剂,常用浓度为 1% ~ 3%。其穿透速度慢(如 3mm³ 组织块需固定 24 小时)。固定的组织收缩很小。可固定类脂体、线粒体、高尔基复合体、脂肪等,但不能用以固定染色体。在脱水至 70% 酒精时用 0.5% 碘酒脱水,再用 70% 酒精洗去碘酒汞,最后用 5% 硫代硫酸钠洗涤,保存于 70% 酒精中。

(十) 吉氏(Gilson)固定液

1. 配方 60% 酒精 100ml,80% 硝酸(或密度 1.456g/ml)15ml,氯化汞 20ml,冰醋酸 2ml,蒸馏水 88ml。

2. 配法 将上述液体混合于烧杯中,将混合液贮存于玻璃瓶内,备用。

3. 用途 用于固定蠕虫及昆虫幼虫,为良好固定剂,能固定组织,其中硝酸有软化角质层的作用。

4. 注意事项 氧化汞有剧毒,对黏膜有腐蚀作用,常用浓度为 5% 水溶液。穿透力较弱,可固定蛋白类物质,且有助染作用。固定时间 3 ~ 5 小时,过久也不会损害组织。固定后用 50% 酒精冲洗,不可用水冲洗,因可使组织膨胀。洗涤时需脱汞。此混合液保存 24 小时后失效。

(十一) 劳氏(Loss)固定液

1. 配方 氯化汞饱和水溶液 100ml(或 90ml),冰醋酸 2 ~ 4ml。

2. 配法 临用前将上述液体混合于烧杯中。

3. 用途 仅适用于固定较小的吸虫、绦虫,且可致虫体强烈收缩,故需于短时间内完成固定,一般数小时即可。经常用于寄生虫病理标本及寄生虫切片标本的固定。

4. 注意事项 病理标本要尽可能地保持虫体与宿主组织的自然位置和状况;此液可凝固蛋白质,也可较好地固定胞质和胞核,并可使虫体伸展。因其渗透性较弱,固定后的标本须经脱汞处理,并保存于 70% 酒精中。用生理盐水代替蒸馏水配制的氯化汞饱和液可保持较久,且含汞较多。

(十二) 通用（FAA）固定液

1. 配方　甲醛 6ml,95% 酒精 20ml,冰醋酸 1ml,蒸馏水 40ml。

2. 配法　将甲醛、冰醋酸和乙醇混合于烧杯中,备用。

3. 用途　常用于固定线虫,使其横纹结构清楚。

4. 注意事项　通用（FAA）固定液又称标准固定液、万能固定液,由甲醛（formalin）、酒精（alcohol）和冰醋酸（acetic acid）与蒸馏水配制而成。配制时容器勿过小,标本勿过多,以免拥挤而变形,并防组织内水分在固定时渗出,影响固定剂的浓度。勿使虫体和组织块贴于瓶底或瓶壁,以免影响固定剂的渗入。

(十三) 郝氏（Hoars）固定液

1. 配方　甲醛 25ml,苦味酸 95% 酒精饱和液 75ml,冰醋酸 5ml。

2. 配法　将苦味酸 95% 酒精饱和液和甲醛混合于烧杯中,临用时加冰醋酸 5ml,若加 1~2 滴氯仿,可助溶液侵入组织,尤其可使昆虫表皮柔软。

3. 用途　常用于固定准备切片的昆虫标本。

4. 注意事项　固定完毕的标本,保存于严密紧塞或加盖的玻璃容器里。同时须在容器外贴上标签,并在标本放入溶液同时投入相应的标签,以免互相混淆。标签上注明固定剂、标本来源、日期等,文字应用黑色铅笔或绘图黑墨水书写。

(十四) 聚乙烯醇（poly vinyl alcohol）固定液

1. 配方　肖氏固定液 93.5ml,甘油 1.5ml,冰醋酸 5.0ml,聚乙烯醇粉 5g。

2. 配法　将肖氏固定液、甘油和冰醋酸混合加热到 75℃时,加入聚乙烯醇搅匀溶解后冷却备用。

3. 用途　同肖氏固定液。

4. 注意事项　用时取 1 滴粪便的混悬液（颗粒要细）,加 3 滴聚乙烯醇固定液,在载玻片上混匀,作成涂片,37℃下过夜后烤干,放入碘酒中除汞,再放入 70% 酒精中保存。

二、常用的保存液

(一) 乙醇（alcohol）保存液

1. 配方　乙醇（酒精）和蒸馏水。

2. 配法　同固定液。

3. 用途　防腐和保存。

4. 注意事项　长期保存需加适量甘油。

(二) 甲醛（methanal）保存液

1. 配方　40% 甲醛（蚁醛）和蒸馏水。

2. 配法　同固定液。

3. 用途　防腐和保存。

4. 注意事项　甲醛是无色透明液体,易挥发,有很强烈的刺激气味,是一种强还原剂,另外它有很强的抗菌效果。甲醛易变性聚合呈混浊状多聚甲醛,不宜作固定剂,处理时可在配制时添加甘油以阻滞它的聚合,或将变性后的甲醛沉淀物加热溶解。

(三) 绿色幼虫保存液 A

1. 配方　甲醛 5ml,醋酸铜 1g,硝酸钾 1g,甘油 20ml,醋酸钾 10g。

2. 配法　甲液：甲醛 4ml，醋酸铜 1g，硝酸钾 1g，蒸馏水 100ml；乙液：甲醛 1ml，甘油 20ml，醋酸钾 10g，蒸馏水 100ml。

3. 用途　昆虫绿色幼虫的保存。

4. 注意事项　先把昆虫幼虫放在 80℃热水中烫死，晾干后放在甲液中固定 1 周左右，最后放入稀释一倍的乙液中保存。

(四) 绿色幼虫保存液 B

1. 配方　95% 酒精 90ml，甘油 2.5ml，甲醛 2.5ml，冰醋酸 2.5ml，氯化铜 3g，冰醋酸 5ml，甲醛 4ml。

2. 配法　甲液：95% 酒精 90ml，甘油 2.5ml，甲醛 2.5ml，冰醋酸 2.5ml，氯化铜 3g；乙液：冰醋酸 5ml，甲醛 4ml，蒸馏水 100ml。

3. 用途　昆虫绿色幼虫的保存。

4. 注意事项　将绝食 1 ~ 2 天的昆虫幼虫，用注射器从肛门向体内注射甲液，12 小时后转入乙液内保存，约 20 天更换一次乙液。

(五) 黄色幼虫保存液

1. 配方　苦味酸饱和液 10ml，冰醋酸 10ml，甲醛 6.5ml。

2. 配法　甲液：苦味酸饱和液 10ml，冰醋酸 5ml，甲醛 2.5ml；乙液：冰醋酸 5ml，甲醛 4ml，蒸馏水 100ml。

3. 用途　昆虫黄色幼虫的保存。

4. 注意事项　将绝食 1 ~ 2 天的昆虫幼虫，用注射器从幼虫肛门内注入甲液，12 小时后转入乙液内保存。

(六) 红色幼虫保存液

1. 配方　硼砂 2g，50% 酒精 100ml。

2. 配法　将 2g 硼砂溶解于 50% 酒精 100ml 中。

3. 用途　昆虫红色幼虫的保存。

4. 注意事项　溶液如果浑浊而有沉淀，应过滤后使用。

(七) 动物内脏原色保存液

1. 配方　甲醛 200ml，硝酸钾 15g，醋酸钾 130g，甘油 200ml，麝香草酚 2.5g。

2. 配法　甲液：甲醛 200ml，硝酸钾 15g，醋酸钾 30g，蒸馏水 1000ml；乙液：甘油 200ml，醋酸钾 100g，麝香草酚 2.5g，蒸馏水 1000ml。

3. 用途　动物内脏的保存。

4. 注意事项　先把材料放在甲液内固定，固定时间根据材料的大小而定，一般需 1 ~ 5 天。当材料失去自然色泽而呈暗褐色时，用手轻轻挤压，直到没有淡红色血水流出时取出材料，用清水冲洗，再浸在 85% 酒精中 3 ~ 24 小时(不能太久，否则易破坏色素)，直到血色恢复后浸在乙液中保存。

(八) 奥氏(Oudemans)保存液

1. 配方　70% 乙醇 87 份，冰醋酸 8 份，甘油 5 份。

2. 配法　将冰醋酸和甘油加入 70% 酒精中，混匀备用。

3. 用途　保存螨类等小型节肢动物。

4. 注意事项　固定前先将螨类放入 50% ~ 70% 的热酒精(70 ~ 80℃)中固定，使其肢体伸展，姿势正常。再放入奥氏保存液中。

（九）大体标本固定保存液

1. 配方 固定液和保存液配方分别如下：

（1）固定液配方：40% 甲醛（甲醛）200ml，人工矿泉盐 50g（人工矿泉盐配方：硫酸钠 22g，重碳酸钠 3g，硫酸钾 9g）。

（2）保存液配方：醋酸钾 200g，甘油 400ml，蒸馏水 2000ml。

2. 配法 配制固定液时，将人工矿泉盐与甲醛混合，混匀后备用；配制保存液时，将醋酸钾和甘油溶于蒸馏水中，混匀备用。

3. 用途 适用于寄生虫病理大体标本的固定与保存。

4. 注意事项 固定前，应清洗病理大体标本，用手术线将大体标本固定在玻璃板上，放入加满固定液的容器内进行固定。待标本定形后，清洗标本后，置入标本缸内，加足保存液即可。

三、常用的染色液

（一）铁苏木精（iron hematoxylin）染色液

1. 配方 苏木精 1g，95% 酒精 100ml，硫酸铵铁 1g，硫酸亚铵铁 1g，盐酸 1ml，苦味酸 25ml。

2. 配法 贮存液 A：苏木精 1g，95% 酒精 100ml，置光下 1 周后过滤；贮存液 B：硫酸铵铁 1g，硫酸亚铵铁 1g，盐酸 1ml，蒸馏水 97ml；褪色液：苦味酸 25ml，蒸馏水 25ml。染色前 4 小时配制应用染色液，即贮存液 A 和贮存液 B 各 25ml 混合而成。

3. 用途 粪便中阿米巴、鞭毛虫包囊和滋养体的检查。

4. 注意事项 染色液的浓度与染色时的温度，对染色时间有很大关系。浓度高染色快，但有些标本在染色液浓度高时，染色效果不佳，所以一般采用浓度较稀、作用较弱的染色液，经过较长时间染色，可以得到较满意的效果。在各种染色方法中，所需染色时间应依照标本的种类、大小，固定液的性质，以及切片、涂片的厚度，组织细胞的结构特点等情况而定，需经反复实践，积累经验，以选择最合适的时间，通常延长染色时间，也需较长的分色时间。温度高染色快，对于溶解度低或溶解速度过慢的染料，一般可加温促进溶解。

（二）梅氏苏木精（Mayer's hematoxylin）染色液

1. 配方 苏木精 0.5g，碘酸钠 0.1g，钾明矾 25g，蒸馏水 500ml。

2. 配法 先将苏木精结晶溶于蒸馏水，然后加入钾明矾和碘酸钠，置于阳光下照射，2 周后可用。

3. 用途 常用于微丝蚴的染色，但迈尔酸性苏木素（Mayer's acid haemalum）染液适用于按蚊胃壁上的疟原虫卵囊的染色，配方为：苏木素 1g，90% 酒精 50ml，钾明矾 30ml，醋酸 20ml，蒸馏水 1000ml。

4. 注意事项 该法简单，染色标本用 1% 盐酸酒精（70%）分色。分色结果好坏是染色成败的关键。因此应密切注意分色情况，必要时须在显微镜下观察，一直到分色至色度适宜为止，此时应立即彻底洗去标本中的分化剂。分化剂的浓度可视标本脱色的难易来配制。通常为了使组织分化更鲜明清晰，染色时间可适当延长。

（三）瑞氏（Wright）染色液

1. 配方 瑞氏染剂粉 0.2～0.5g，中性甘油 3.0ml，甲醇 97ml。

2. 配法 瑞氏染剂粉 0.2～0.5g 置于研钵中，加 3.0ml 中性甘油充分研磨并加入甲醇，将溶液倒入棕色瓶内，再分几次用甲醇冲洗研钵中的染液，倒入瓶内，直至用完为止。塞紧瓶口充分摇匀，置阴暗处，在室温下放置 1～2 周（或 37℃温箱中 24 小时），过滤后备用。

3. 用途 适用于疟原虫血涂片的染色。

4. 注意事项 瑞氏染剂含甲醇,薄血膜不需先固定。染色液或试剂如有沉淀,临用前过滤,以免沉淀物污染标本。

(四) 吉姆萨(Giemsa)染色液

1. 配方 吉姆萨染剂粉 1g,甲醇 50ml,中性甘油 50ml。

2. 配法 将吉姆萨染粉置研钵中(最好用玛瑙研钵),加少量甘油充分研磨(研磨 30 分钟以上),不断加甘油再研磨,直至 50ml 甘油加完为止。然后装入烧瓶内,置 55 ~ 60℃恒温水浴中,多次振摇使染剂全部溶解(约需 2 小时)。冷却后加入甲醇,贮存于棕色瓶中,塞紧瓶口,充分摇匀。1 ~ 3 周后过滤,即为原液。

3. 用途 适用于疟原虫血涂片的染色。

4. 注意事项 配制时一定要将染粉认真磨细、磨匀,原液内切不可有水滴入,装瓶后要密封保存。配制好的原液可保存很久,且放置时间越久,染色性能越好。

(五) 酒精硼砂卡红(alcohol borax carmine)染色液

1. 配方 4% 硼砂水溶液 100ml,卡红 1g,70% 酒精 100ml。

2. 配法 将卡红加入硼砂水溶液内,煮沸 5 分钟,使之溶解,然后加入 70% 酒精。2 ~ 4 小时后过滤,备用。

3. 用途 适用于染整体蠕虫标本,染色时间可适当延长(4 ~ 24 小时),染成深红色,用盐酸酒精分色至粉红色。主要为胞核染剂,胞质亦能着色,但较浅。

4. 注意事项 重视染料和溶媒的质和量、配制的步骤和染色液的成熟程度等。溶媒主要为蒸馏水和酒精两种,选择溶媒时要考虑到它对染料的染色作用性质不发生变化。不同批号、品牌的效果各不相同,故每批染色液配成后,须先行试染,合适者才能使用。

(六) 明矾卡红(alum carmine)染色液

1. 配方 2.5% ~ 5.0% 钾明矾水溶液 100ml,卡红 1.0g。

2. 配法 将卡红溶于钾明矾水溶液中,煮沸约 20 分钟,用玻璃棒充分搅拌使卡红溶解,冷却过滤。再加数滴防腐剂(如麝香草酚、苯酚、水杨酸钠或甲醛等)。

3. 用途 除大型标本外的其他寄生虫标本。

4. 注意事项 此液染色简单方便,无浓染之弊,但染色力较弱。配制染色液或进行染色时,所用的玻璃器皿应保持洁净和干燥。

(七) 盐酸卡红(hydrochloric acid carmine)染色液

1. 配方 卡红粉 4g、盐酸 2ml、蒸馏水 15ml、85% 酒精 95ml。

2. 配法 以蒸馏水 15ml 加盐酸 2ml,煮沸,趁热加入卡红染粉 4g,再加入 85% 的酒精 95ml,冷却后过滤,加氨水数滴进行中和。

3. 用途 除大型标本外的其他寄生虫标本。

4. 注意事项 染色液的 pH 值与染色效果有密切关系,特别是中性染料。如瑞氏染色液和吉姆萨染色液,在染制血片时,其稀释液的 pH 宜在 6.8 ~ 7.0,过酸染色较红,过碱染色较蓝。

(八) 醋酸明矾卡红(acetate alum carmine)染色液

1. 配方 铵明矾或钾明矾 4g,卡红 2g,蒸馏水 50ml,冰醋酸 5 ~ 10ml。

2. 配法

(1) 将明矾溶于水中煮沸,加入卡红继续煮沸 5 分钟,以玻璃棒搅拌至卡红溶解为止,冷却后置有色瓶中放于窗口,阳光下暴晒 2 ~ 7 天后过滤,再加入冰醋酸即可。

(2)将卡红 3g 加于钾明矾饱和溶液 100ml 中,煮沸使之溶解,然后加 10% 冰醋酸,存放 3 周,过滤即可使用。

(3)卡红 4 ~ 5g 加于冰醋酸 45ml 和蒸馏水 55ml 中在微火上加温煮沸,并用玻璃棒搅拌使其溶解,冷却后该液呈暗红色,过滤,为饱和溶液,密封保存。用时 1 份原液以 99 份蒸馏水稀释。

3. 用途　第一种配法配制出的染色液对吸虫、绦虫的染色效果甚佳。第二种配法配制出的染色液用于染制昆虫标本。第三种配法配制出的染色液适于细胞学材料的观察。染色的标本用水洗去冰醋酸即可脱水封藏。

4. 注意事项　第一种配法配制出的染色液染色力强,颜色鲜艳,特别是对用升汞固定的材料。若分色好,可具有多色性。视虫体大小不同,染色时间可从数分钟到数小时。还可用固绿、甲基蓝等复染。第三种配法配出的染色液渗透作用快,着色美观兼有杀死固定的作用,对新鲜组织的核染色较好。

(九) 明矾胭脂红(alum coehineal)染色液

1. 配方　钾明矾 6g,胭脂红粉 6g,蒸馏水 90ml。

2. 配法　上述混合液煮沸 30 分钟,待沉淀后,取上面的溶液,再加水煮沸至 90ml。冷却后过滤,加少许防腐剂(数滴)即成。

3. 用途　适于整体标本的染色。

4. 注意事项　不易过染,染色标本色泽较佳。

(十) 苯酚复红(carbol fuchsin)染色液

1. 配方　碱性品红 1 份,纯酒精 10 份,5% 苯酚溶液 100 份。

2. 配法　将 1 份碱性品红溶于 10 份酒精中,然后加入 5% 苯酚溶液 100 份配成。

3. 用途　此液常用于昆虫(含几丁质)标本的染色。

4. 注意事项　通常将该液稀释 5 ~ 10 倍使用,稀释液容易变质失效,一次不宜多配。

(十一) 金胺 - 酚(auramine-phenol)染色液

1. 配方　金胺 0.1g,苯酚 5.0g,盐酸 3ml,95% 酒精 100ml,高锰酸钾 0.5g,蒸馏水 200ml。

2. 配法　称取金胺 0.1g,苯酚 5.0g,溶于 100ml 蒸馏水中配制成 1g/L 金胺 - 酚染色液;将 3ml 盐酸和 95% 酒精 100ml 混合配制成 3% 盐酸酒精;称取 0.5g 高锰酸钾,溶于 100ml 蒸馏水中配制成 5g/L 高锰酸钾液。

3. 用途　适用于隐孢子虫卵囊的染色。

4. 注意事项　高倍荧光镜下,卵囊呈乳白或略带绿色,卵囊壁为一薄层,多数卵囊周围深染,中央淡染,呈环状,核深染、结构偏位,有些卵囊全部为深染。但有些标本可出现非特异的荧光颗粒,应注意鉴别。

(十二) 金胺 - 酚改良抗酸(auramine-phenol and modified acid-fast)染色液

1. 配方　金胺 0.1g,苯酚 5.0g,盐酸 3ml,95% 酒精 120ml,高锰酸钾 0.5g,酸性复红 4.0g,苯酚 8ml,浓硫酸 10ml,孔雀绿 0.2g,蒸馏水 490ml。

2. 配法　A 液(1g/L 金胺 - 酚染色液):金胺 0.1g,苯酚 5.0g,蒸馏水 100ml;B 液(3% 盐酸酒精):盐酸 3ml,95% 酒精 100ml;C 液(5g/L 高锰酸钾液):高锰酸钾 0.5g,蒸馏水 100ml;D 液(苯酚复红染色液):酸性复红 4.0g,95% 酒精 20ml,苯酚 8ml,蒸馏水 100ml;E 液(10% 硫酸溶液):浓硫酸 10ml 缓缓加入 90ml 蒸馏水中(边搅拌边将浓硫酸徐徐倾入水中);F 液(20g/L 孔雀绿液):孔雀绿 0.2g 溶于 10ml 蒸馏水中。

3. 用途　适用于隐孢子虫卵囊的染色。

4. 注意事项　该液克服金胺 - 酚染色液和改良抗酸染色液的缺点。

(十三) 劳氏酸性品红 - 固绿(Loss's acid fuchsin-fast green)染色液

1. 配方　丙酮 50ml,冰醋酸 50ml,甲醛 10ml,饱和升汞水溶液 66ml、95% 酒精 33ml、冰醋酸 5ml,酸性品红 1.25g,固绿 0.25g。

2. 配法　丙酮 50ml,冰醋酸 50ml,甲醛 10ml,肖丁液 890ml(肖丁液配方:饱和升汞水溶液 66ml、95% 酒精 33ml、冰醋酸 5ml),以上各液混匀后再加入酸性品红 1.25g,固绿 0.25g。溶解后贮存于棕色瓶中备用。

3. 用途　适用于各种阿米巴、蓝氏贾第鞭毛虫包囊和滋养体的染色。

4. 注意事项　染色后虫体呈蓝色,核为紫红色,结构清晰,所用染液具有固定和染色的双重作用,标本可保存 6 个月。

(十四) 改良抗酸(modified acid-fast)染色液

1. 配方　碱性复红 4g,95% 酒精 20ml,苯酚 8ml,纯硫酸 10ml,20g/L 孔雀绿原液 1ml,蒸馏水 200ml。

2. 配法　第一液(苯酚复红染色液):碱性复红 4g,95% 酒精 20ml,苯酚 8ml,蒸馏水 100ml;第二液(10% 硫酸溶液):纯硫酸 10ml,蒸馏水 90ml(边搅拌边将硫酸徐徐倾入水中);第三液(0.2% 孔雀绿液):20g/L 孔雀绿原液 1ml,蒸馏水 10ml。

3. 用途　适用于隐孢子虫卵囊、环孢子虫及其他球虫的染色。

4. 注意事项　经染色后卵囊呈玫瑰红色,圆形或椭圆形,背景为绿色。如果染色时间长,脱色时间需相应延长。卵囊内子孢子均染为玫瑰红色,子孢子呈月牙形或多形态。本法可先染色,然后在光学显微镜下过筛检查。如发现红色小点,再用油镜观察。

(十五) 福氏快速苏木精(Faures's fast hematoxylin)染色液

1. 配方　苏木精粉 10g,95% 酒精 100ml。

2. 配法　苏木精粉 10g,溶于 95% 酒精 100ml 中,室温下放置 6 ~ 8 周,使之氧化成熟。如急于使用,可将玻璃瓶曝晒于阳光下,每天振摇,可加速其氧化。成熟的染液滴于水中呈鲜艳的紫色,而未成熟者则呈淡红或红紫色。此为原液,在使用时按 1:19 加蒸馏水,配成 0.5% 的染液。

3. 用途　适用于粪便中阿米巴、蓝氏贾第鞭毛虫包囊和滋养体的染色。

4. 注意事项　将载玻片置显微镜下检查褪色分化情况(观察时应注意勿使载玻片干燥)。苏木精染色后原虫胞质呈灰褐色,胞核、包囊内拟染色体以及阿米巴滋养体吞噬的红细胞均染成黑色,糖原泡则被溶解呈空泡状。已配好的染液可保存 3 ~ 6 个月。

(十六) 三色(trichrome)染色液

1. 配方　铬变素 2R 6g,亮绿 SF 3g,磷钨酸 7g,冰醋酸 10 ml。

2. 配法　在洁净烧瓶中放入铬变素 2R 6g,亮绿 SF(淡黄)3g 及磷钨酸 7g,加入冰醋酸 10ml,转动烧瓶使上述成分混合,静置 30 分钟,加入蒸馏水 1000ml,充分混合。

3. 用途　适用于粪便中阿米巴、鞭毛虫包囊和滋养体的染色。

4. 注意事项　配制好的染液应呈深紫色。染液要储存在带玻璃塞的瓶中。此染液稳定,使用时无需稀释。该染液对新鲜及 PVA 保存的粪便涂片染色效果很好,但对 SAF 保存的粪便标本的染色则不甚满意。

(十七) 吖啶橙(acridine orange)染色液

1. 配方 吖啶橙 1.0g,pH 为 6.5 ~ 7.0 的磷酸缓冲液 100ml。

2. 配法 吖啶橙 1.0g 溶于 pH 为 6.5 ~ 7.0 磷酸缓冲液 100ml 中,静置 2 ~ 3 周使充分溶解,滤入棕色瓶中,严密加塞,即得吖啶橙母液。取母液 1ml 加 pH 为 6.5 ~ 7.0 磷酸缓冲液 99ml 即成 0.01% 稀释液。

3. 用途 血液中疟原虫的染色。

4. 注意事项 吖啶橙母液贮存于 4℃冰箱中,保存期 1 年。染色液临用时配制成 0.01% 稀释液,贮存于棕色瓶中,可保存 10 ~ 15 天。

(十八) 哈氏苏木精(Harris's hematoxylin)染色液

1. 配方 A 液:苏木精 1g,95% 或纯酒精 10ml。B 液:铵(或钾)明矾 20g,蒸馏水 200ml,氧化汞 0.6g。

2. 配法 先将 A 液置烧杯中煮沸几分钟,直至溶化。将 B 液(明矾需研碎)置另一 500ml 烧杯中,用微火煮沸 20 分钟(从初沸时算起)。然后,将 A 液徐徐滴入正在煮沸的 B 液中。加毕,离火焰慢慢加入氧化汞(速加则染色液可沸出瓶外),再煮沸 3 ~ 4 分钟。最后,移烧杯于冷水中快速冷却(速冷可使溶液均匀,并加强着色力和渗透速度)。第二天过滤,贮存于棕色瓶中。氧化汞可加速染色液"成熟",故过滤后可立即使用。

3. 用途 适用于小型虫体的整体染色,对原虫、蠕虫和昆虫标本内部构造的染色效果也较好,胞核与胞质分化比较清晰。

4. 注意事项 在 1ml 染色液中加 5ml 冰醋酸,对核着色更好。

(十九) 德氏苏木精(Dslafield's hematoxylin)染色液

1. 配方 A 液:苏木精 4g,95% 或纯酒精 10ml。B 液:硫酸铵铝 10g,蒸馏水 100ml。C 液:甘油 25ml,甲醇 25ml。

2. 配法 将 A 液中苏木精溶于酒精之后,将 B 液慢慢倒入 A 液中,混匀后贮存于棕色大口瓶中。瓶口用数层纱布扎住,暴露于空气和阳光下,使之氧化。2 ~ 4 周后过滤,再加入 C 液,直至变为暗色,再过滤一次。密封可保存数年。临用时以蒸馏水稀释为 1:10 ~ 1:20 的工作染色液。如急用,可滴加数滴过氧化氢或少量(0.2 ~ 0.3ml)碘酸钾或碘酸钠于 A、B 液中曝光 3 ~ 4 天,过滤后加 C 液即可。此染色液染胞核及碱性颗粒效果良好。标本被染成紫蓝色,需用酸酒精脱色。

3. 用途 适用于微丝蚴的染色。

4. 注意事项 苏木精染液是一种染细胞核的优良染色剂,并可使细胞中不同的结构呈现不同的颜色。

(二十) 海氏苏木精(Heidenhain's hematoxylin)染色液

1. 配方 苏木精 10g,纯酒精 100ml。

2. 配法 将苏木精 10g 溶于 100ml 95% 或纯酒精中,然后装入大口瓶内(勿超过瓶子的 2/3 容量),加塞置于室温中 6 ~ 8 周让其成熟。若欲加速成熟,可将瓶暴晒于阳光下,每天震摇。滴一滴成熟的染色液于自来水中时,呈鲜美的紫色;未成熟染色液则呈淡红或红紫色。

3. 用途 适用于肠内原虫染色。

4. 注意事项 使用时用原液 1 份加蒸馏水 19 份,此液配妥后可保存 3 ~ 6 个月。该液染色过程需用 2% 硫酸铁铵液为媒染剂。

(二十一) 吕氏碱性亚甲蓝(Loeffler's alkaline methylene blue)染色液

1. 配方　亚甲蓝 0.6g,95% 酒精 30ml,0.01% 氢氧化钾溶液 100ml。

2. 配法　先将亚甲蓝溶于酒精,再与 0.01% 氢氧化钾溶液混合后保存在棕色瓶内。

3. 用途　适用于隐孢子虫卵囊的染色。

4. 注意事项　该染液为一种无毒的染料,其氧化型呈蓝色,还原型为无色。

(二十二) 卢戈(Lugol)碘液

1. 配方　碘化钾 6g,碘 4g,蒸馏水 100ml。

2. 配法　先将碘化钾溶解在少量蒸馏水中,再将碘溶解在碘化钾溶液中,待碘全溶后,加蒸馏水即成。

3. 用途　适用于粪便的原虫包囊染色。

4. 注意事项　纯碘不易溶解于水,但易溶于碘化钾,因此配制时应先将碘化钾溶解在少量蒸馏水中,再将碘溶解在碘化钾溶液中。配制时宜用新制蒸馏水,以免污染。

(二十三) 酸性(acidic)碘液

1. 配方　重铬酸钾 0.4g,碘化钾 1.8g,醋酸 1.6ml,蒸馏水 100ml。

2. 配法　将碘化钾和重铬酸钾分别溶于蒸馏水中,混匀后加入醋酸,然后加蒸馏水至 100ml,即可。

3. 用途　与卢戈碘液相仿。

4. 注意事项　酸性碘液应保存于有塞棕色瓶中。

(二十四) 微丝蚴(microfilaria)染色液

1. 配方　微丝蚴染色液配方 1 和配方 2 分别如下:

配方 1　10% 苏木精纯酒精液 10ml,饱和铵明矾溶液 100ml、甲醇 25ml、甘油 2ml。

配方 2　亚甲蓝 2.0g,硼砂 3.0g,蒸馏水 100ml。

2. 配法　两种配法分述如下:

配方 1 配法:取苏木精用无水乙醇配制成 10%(W/V)的溶液,将该溶液室温下放置 1～2 个月,使其充分作用,临用时,取 10ml 上述溶液,加饱和铵明矾溶液 100ml、甲醇 25ml、甘油 2ml 混匀后即可用于染色。

配方 2 配法:将亚甲蓝、硼砂置于蒸馏水内加热溶解后即为原液。染色方法及步骤为:①先用蒸馏水溶去厚血膜上的血红蛋白,晾干,甲醛固定;②将原液稀释成 5% 的稀释液,用该稀释液染色 10 分钟,水洗,晾干,镜检。

3. 用途　适用于微丝蚴染色。

4. 注意事项　微丝蚴经染色后,虫体色泽鲜艳,鞘膜清楚,头间隙、体核、尾核、神经环清晰。用配方 2 染色后微丝蚴鞘膜呈淡红色,体核呈蓝色。

(二十五) 沙黄(salfranine)染色液

1. 配方　沙黄 0.25g,95% 乙醇 10ml,蒸馏水 90ml。

2. 配法　将沙黄溶解于乙醇中,然后用蒸馏水稀释。

3. 用途　适用于隐孢子虫卵囊的染色。

4. 注意事项　试剂应现用现配。

(二十六) 甲基绿 - 派若宁(methyl green-pyronin)染色液

1. 配方　甲基绿 2g,派若宁(吡咯红)5g,蒸馏水,乙酸钠 16.4g 和乙酸 12ml。

2. 配法　A 液:取甲基绿 2g 溶于 98ml 蒸馏水中,取派若宁 5g 溶于 95ml 蒸馏水中。取 6ml

甲基绿溶液和 2ml 派若宁加入到 16ml 蒸馏水中,即为 A 液,放入棕色瓶中备用;B 液:由乙酸钠和乙酸混合而成。先取乙酸钠 16.4g,用蒸馏水溶解至 1000ml 备用;再取乙酸 12ml,用蒸馏水稀释至 1000ml 备用,取配好的乙酸钠溶液 30ml 和稀释的乙酸 20ml,加蒸馏水 50ml,配成 pH 为 4.8 的 B 液(缓冲液)。甲基绿 - 派若宁染色剂是由 A 液 20ml 和 B 液 80ml 混合配制而成。

3. 用途 适用于血和骨髓涂片的染色。

4. 注意事项 试剂应现用现配。

(二十七) 阿米巴滋养体(Amoeba trophozoite)染色液

1. 配方 甲液:煌焦油蓝 0.2g,氯化钠 0.55g,枸橼酸钠 1.1g,饱和升汞液 0.1g,蒸馏水 100ml。
乙液:水溶性伊红 1.0g,蒸馏水 100ml。

2. 配法 甲液配制:将煌焦油蓝、氯化钠、枸橼酸钠和饱和升汞液混合于蒸馏水中,混匀备用;乙液配制:将水溶性伊红溶于蒸馏水中,混匀备用。

3. 用途 适用于阿米巴滋养体活体染色。

4. 注意事项 用时将甲液和乙液等量混合,在盖玻片上滴一滴,覆盖在粪便生理盐水涂片上即可。该法为湿片染色法,活体阿米巴滋养体染色时不影响其活动能力,染色后虫体呈亮绿色,背景呈浅红色,两者呈鲜明对比。而死亡的滋养体则呈浅红色,但核染色仍清晰,似可辨认。

(二十八) 苏木精卡红(hematoxylin carmine)染色液

1. 配方 10% 苏木精纯酒精液 5ml,卡红 1g,盐酸 0.5ml,冰醋酸 8ml,95% 酒精明矾饱和液 72ml,蒸馏水 15ml。

2. 配法 先将蒸馏水放在小烧瓶中煮沸,依次加入卡红、盐酸,振荡混合后置水浴锅中加温,至卡红完全溶解为止,冷却后再依次加入冰醋酸、95% 酒精明矾饱和液、10% 苏木精纯酒精液,摇匀后过滤即成。

3. 用途 适用于蠕虫标本的染色。

4. 注意事项 标本染色前,要充分清洗,并除去多余水分后,再置入中性或弱酸性 1% 甲醛生理盐水中 5 分钟,然后将标本置于吸水纸上,吸除多余水分后染色。

(二十九) 杰司彼(J.S.B)染色液

1. 配方 杰司彼染色液包括甲液和乙液,配方如下:
甲液:医用亚甲蓝 0.5g,1% 硫酸 3.0ml,重铬酸钾 0.5g,无水磷酸氢二钠 3.5g,蒸馏水 500ml。
乙液:水溶性伊红 1.0g,蒸馏水 500ml。

2. 配法 甲液和乙液配法分别如下:
甲液配法:将亚甲蓝溶于蒸馏水中,加入 1% 硫酸,加时慢慢搅动,使之均匀,再加入重铬酸钾,即形成紫色沉淀,然后再加入无水磷酸氢二钠搅拌,待沉淀溶解后,将此液放入有回流冷凝管的烧瓶中,煮沸 1 小时,此时蓝色溶液变得较深,即可使用。乙液配法:将水溶性伊红溶于蒸馏水即可。

3. 用途 适用于血涂片的染色。厚薄血膜在同一张载玻片上时染色方法与步骤依次为:①先用甲醛固定薄血膜,晾干;②将厚薄血膜浸入乙液 1 ~ 2 秒,再用缓冲蒸馏水洗涤 1 秒;③浸入甲液 40 ~ 45 秒,再用缓冲蒸馏水洗涤 3 ~ 4 秒;④晾干,镜检。若为厚血膜涂片,在乙液中染色数秒后立即浸入甲液中 10 ~ 15 分钟即可。

4. 注意事项 甲液亦可配成浓缩型,其配法为:将甲液各成分溶于 150ml 蒸馏水中,放入烧杯中煮 1 小时,待煮至约 25ml 为止,装入磨口试剂瓶中待用,用时将 25ml 浓缩型甲液稀释至 500ml,

放置约 3 天后,方可使用。乙液放置较久即呈深红色,染色效果比新配的染色液更佳。

(三十) 陈氏品蓝(Chen's methylene blue)染色液

1. 配方　陈氏品蓝染色液包括甲液和乙液,配方如下:

甲液:盐基品蓝 2.5g,高锰酸钾 1.5g,蒸馏水 200ml。

乙液:盐酸(浓度为 1N)4ml,伊红 0.25g,95% 酒精 96ml。

2. 配法　甲液和乙液配法分别如下:

甲液配法:先将高锰酸钾溶解于蒸馏水中制成高锰酸钾液,然后将品蓝溶于蒸馏水内,加热使之完全溶化,再加入高锰酸钾液,加热煮沸 20 分钟,冷却后过滤,并加入蒸馏水以补充加热时失去的水分,即成甲液。乙液配法:先将伊红溶于盐酸中,再加 95% 酒精至 100ml。

3. 用途　适用于血涂片的染色。厚血膜染色方法与步骤依次为:①先用蒸馏水溶去厚血膜上的血红蛋白,晾干,用甲醛固定;②浸入乙液 2 ~ 10 秒,再用缓冲蒸馏水充分洗涤;③浸入甲液 10 ~ 15 秒,再用缓冲蒸馏水洗涤;④在乙液中复染 1 ~ 2 秒;⑤水洗,晾干,镜检。

4. 注意事项　染色时将甲液和乙液分别置于不同染色缸中。

(三十一) 欧氏苏木精(Ehrlich's hematoxylin)染色液

1. 配方　苏木精 2g,纯酒精 100ml,冰醋酸 10ml,甘油 100ml,明矾过量,蒸馏水 100ml。

2. 配法　先将苏木精溶于纯酒精中,依次加入冰醋酸、甘油和蒸馏水,最后加入过量的明矾,放置数周,过滤。

3. 用途　适用于医学原虫染色。

4. 注意事项　此染色液可长期保存,放置越久,染色越佳,用时应加蒸馏水稀释。应用此染液染色,染色效果较好,虫体形态特征清晰,可用于虫种鉴别。

(三十二) GMS(Gomori's methenamine silver)染色液

1. 配方　2% 铬酸(配方:三氧化二铬 10.0g,蒸馏水 500ml),1% 焦亚硫酸钠(配方:焦亚硫酸钠 5.0g,蒸馏水 500ml),5% 硫代硫酸钠(配方:硫代硫酸钠 5.0g,蒸馏水 100ml),六亚甲基四胺银(原液配方:3% 六亚甲基四胺 100ml,5% 硝酸银 5ml;工作液配方:六亚甲基四胺银原液 25ml,5% 硼砂 2.5ml,蒸馏水 25.0ml),0.5% 氯化金(配方:氯化金 0.5g,蒸馏水 100ml),0.2%Light Green(配方:品绿 SF 黄,冰醋酸 0.2ml,蒸馏水 1000ml)。

2. 配法　2% 铬酸配法:将三氧化二铬与蒸馏水混合即成,溶液有效期 6 个月;1% 焦亚硫酸钠配法:将焦亚硫酸钠与蒸馏水混合即成,溶液有效期 6 个月;5% 硫代硫酸钠配法:将硫代硫酸钠与蒸馏水混合即成,溶液有效期 3 个月;六亚甲基四胺银(原液配法:将 3% 六亚甲基四胺与 5% 硝酸银混合,保存在耐酸的棕色瓶内,4℃冰箱冷藏溶液有效期 3 个月;工作液配法:将六亚甲基四胺银原液、5% 的硼砂与蒸馏水混合即成,使用后丢弃);0.5% 氯化金配法:将氯化金与蒸馏水混匀,保存在耐酸的瓶中,冷藏,有效期 1 年;0.2%Light Green 配法:将品绿 SF 黄、冰醋酸与蒸馏水混匀即成,有效期 6 个月。

3. 用途　适用于卡氏肺孢子虫的组织学染色。GMS 染色方法与步骤依次为:①在 2% 铬酸中氧化 1 小时后,用蒸馏水清洗;②置入 1% 焦亚硫酸钠中保持 1 分钟,室温,用蒸馏水清洗 3 次;③预先加热六亚甲基四胺银工作溶液 56℃水浴,然后摇动玻片直到玻片内容物颜色变暗黄色或灰色,蒸馏水冲洗 2 次;④置入 0.5% 氯化金溶液中 1 分钟,直到玻片内容物变褐色,用蒸馏水冲洗;⑤置入 5% 硫代硫酸钠溶液中 3 分钟,蒸馏水冲洗⑥ 0.2%Light Green 1 分钟,蒸馏水冲洗;⑦在无水酒精中脱水干燥。

4. 注意事项　卡氏肺孢子虫呈黑色,涂片背景为绿色。操作时应穿戴手套,护目镜和实验室靴子,注意避免接触和吸入。若铬酸变成褐色需重新配制,2% 铬酸优于 5% 铬酸,载玻片上的内容物不容易脱落。若工作银溶液在载玻片上变成云雾状或成镜状时,需使用新配制的溶液。

(三十三) PAS(Periodic Acid-Schiff)染色液

1. 配方　过碘酸溶液(配方:过碘酸 0.5g,蒸馏水 100ml),Schiff 染液(配方:碱性品红 0.5g,蒸馏水 100ml,1N 盐酸 20ml,偏重亚硫酸钠 0.5g),苏木素液[配方:苏木素 0.9g,95% 乙醇 10ml,铵(钾)明矾 20.0g,蒸馏水 200ml,氧化汞 0.5g]。

2. 配法　过碘酸溶液配法:将 0.5g 过碘酸溶于 100ml 蒸馏水中,待溶解后置于 4℃冰箱避光保存。Schiff 染液配法:将蒸馏水煮沸后,待片刻,加入碱性品红,振荡数分钟使品红溶解,冷至 50℃加入 1N 的盐酸 20ml,混匀。待冷却至 25℃再加入偏重亚硫酸钠 0.5g,混合,置于带塞的棕色瓶中,放于暗处 24 小时,染液为无色,如为微红则加活性炭 1 ~ 2g,混合过滤,如过滤液仍有红色,应再加少许活性炭,直至红色完全被吸收为止。制成后置于棕色瓶内保存在冰箱备用,如变为红色,则不能使用。苏木素液配法:将苏木素溶于 95% 的乙醇,钾明矾溶于水(可加热),然后将苏木素液加入明矾液中混合,用强火煮沸后加氧化汞 0.5g,迅速搅拌,成深紫色,迅速移入冷水中,次日过滤,临用时取此液 95ml 加冰醋酸 5ml,可使细胞着色更清楚。

3. 用途　适用于糖原染色,一般用来显示糖原和其他多糖物质。PAS 染色方法与步骤依次为:①新鲜组织编号取材后,投入 FAA 液、Carnoy 固定液或者放入冰箱内低温固定。②放入无水酒精中脱水、二甲苯透明、浸蜡、包埋。③常规切片厚 5μm,脱蜡至水。④放入 0.5% ~ 1% 高碘酸氧化 5 ~ 10 分钟,环境温度以不高于 20℃为宜,室温高时氧化时间适当缩短,流水冲洗 5 分钟后,再用蒸馏水浸洗 2 次。⑤Schiff 液避光染色 10 ~ 30 分钟。⑥0.5% 偏重亚硫酸钠(钾)浸洗 2 次,每次 1 ~ 2 分钟,以达到分化的目的,流水冲洗 5 ~ 10 分钟,蒸馏水洗。⑦Harris 苏木精染 2 ~ 5 分钟,自来水洗。⑧1% 盐酸酒精分化,再用自来水充分冲洗。⑨温水(或 1% 氨水)返蓝,核染色稍浅为好;流水冲洗,常规脱水、二甲苯透明,中性树胶封固。

4. 注意事项　Schiff 液从冰箱取出升至室温后,才可使用。阳性染色结果是胞质呈红色,阴性反应胞质则无色,在正常血片中红细胞不染色。

(三十四) 甲苯胺蓝(Toluidine blue)染色液

1. 配方　甲苯胺蓝液(配方:甲苯胺蓝 0.5g,蒸馏水 100ml);冰醋酸液(配方:冰醋酸 0.5ml,蒸馏水 100ml)。

2. 配法　甲苯胺蓝液配法:将甲苯胺蓝溶于蒸馏水中,加蒸馏水至 100ml;冰醋酸液配法:将冰醋酸溶于蒸馏水中,加蒸馏水至 100ml。

3. 用途　适用于微孢子虫的染色。甲苯胺蓝染色步骤依次为:①组织切片常规脱蜡至水;②置入甲苯胺蓝液 30 分钟,稍水洗;③置入冰醋酸液分化,直到胞核和颗粒清晰,稍水洗,用冷风吹干;④二甲苯透明,中性树胶封固。

4. 注意事项　若将甲苯胺蓝染色液放于 4℃冰箱则可保存 6 个月左右,但该液的染色效果在早期为最佳,若染液存放时间较长,则染色偏淡,应适当延长染色时间。

(三十五) 萋 - 尼(Ziehl-Neelsen)氏染色液

1. 配方　碱性复红乙醇染色储存液(配方:碱性复红 8.0g,95% 乙醇 100ml),5% 苯酚水溶液(配方:苯酚 5.0g,蒸馏水 100ml),碱性复红乙醇染色液(配方:碱性复红储存液 10ml,5% 苯酚水溶液 90ml),5% 盐酸乙醇脱色液(配方:浓盐酸 5ml,95% 乙醇 95ml),0.3% 亚甲兰复染储存液（配方：亚甲兰 0.3g，95% 乙醇 50ml），亚甲兰复染液（配方：0.3% 亚甲兰复染储存液 10ml，蒸馏水 90ml）。

2. 配法　碱性复红液配法：将碱性复红溶于 95% 乙醇中，混匀即可；5% 苯酚水溶液配法：将苯酚溶于蒸馏水中，混匀即可；碱性复红乙醇染色液配法：将碱性复红储存液与 5% 苯酚水溶液混合；5% 盐酸乙醇脱色液配法：将浓盐酸与 95% 乙醇混合；0.3% 亚甲兰复染储存液配法：将亚甲兰溶于 95% 乙醇中，完全溶解后加蒸馏水至终体积 100ml；亚甲兰复染液配法：0.3% 亚甲兰复染储存液与蒸馏水混合，稀释即得。

3. 用途　适用于痰液的染色。姜 - 尼氏染色步骤依次为：①火焰固定涂片。②滴加碱性复红乙醇染色液，盖满痰膜。小心火焰加热至出现蒸汽后，脱离火焰，保持染色 3 分钟。流水自玻片背面上端轻洗，洗清染色液。③自痰膜上端外缘滴加脱色液，流过痰膜。需脱至痰膜无可视红色为止。脱色应单片进行。④流水自玻片背面上端轻洗，去脱色液。⑤滴加亚甲蓝复染液，染色 30 秒。⑥流水自玻片背面上端轻洗，去复染液，晾干，镜检。

4. 注意事项　用碱性复红乙醇染色期间应始终保持痰膜被染色液覆盖，必要时可续加染色液。切勿使染色液沸腾。

四、常用的封固液

（一）甘油明胶（glycerine jelly）封固液

1. 配方　白明胶 1 份，蒸馏水 6 份，甘油 7 份，苯酚加至 1%。

2. 配法　先将明胶溶于水中，2 小时后加甘油与苯酚，温浴 15 分钟，不时调和，使甘油与明胶混合。用棉花过滤后即可应用。

3. 用途　常用于脂肪染色的标本封固。

4. 注意事项　甘油明胶为含水封固剂，用于不能使用油溶性封固剂的组织切片。标本不必经过脱水、透明等步骤即可封固，因此使用方便。但用含水封固剂封固的切片在梅雨季节，易受真菌侵袭而损坏，所以以难以长期保存。

（二）赫氏（Hoyer）封固液

1. 配方　阿拉伯胶 30g，水合氯醛 20g，蒸馏水 50ml。

2. 配法　阿拉伯胶 30g 和水合氯醛 20g 溶于 50ml 蒸馏水。

3. 用途　适用于在盖玻片下封固寄生虫标本。

4. 注意事项　该封片液为含水封固剂，配好后加入少许苯酚以防腐。

（三）通用（general）封固液

1. 配方　鸡蛋白 50ml，甲醛 40ml，甘油 10ml。

2. 配法　充分混合，静置一段时间，待气泡全部上升至液面；除去气泡，凝固后，贮存于密封瓶中，备用。

3. 用途　适用于在盖玻片下封固寄生虫标本。

4. 注意事项　待气泡去除后，再贮存于密封瓶中。

（四）贝氏（Berlese）封固液

1. 配方　阿拉伯树胶 8g，蒸馏水 8ml，甘油 5ml，水合氯醛 70g，5% 冰醋酸 3ml。

2. 配法　将以上各成分在 50 ~ 80℃的水浴锅中混合，先将阿拉伯树胶溶于水中后，其余按上列次序加入。

3. 用途　适用于在盖玻片下封固寄生虫标本。

4. 注意事项 待混合好后,过滤备用。

(五) 水合氯醛树胶(chloral hydrate arabic gum)封固液

1. 配方 主要成分为水合氯醛和阿拉伯树胶,具体配方如下:

(1) 贝孟二氏(Bayli-Munro)配方:水合氯醛 16g,阿拉伯树胶 15g,葡萄糖糖浆 10ml,冰醋酸 5ml,蒸馏水 20ml。

(2) 盖氏(Gater)配方:水合氯醛 74g,阿拉伯树胶 8g,葡萄糖糖浆 5ml,冰醋酸 3ml,蒸馏水 10ml。

(3) 蒲氏(Puri)配方:水合氯醛 70g,阿拉伯树胶 8g,甘油 5ml,冰醋酸 3ml,蒸馏水 10ml。

(4) 施氏(Swan)配方:水合氯醛 60g,阿拉伯树胶 15g,葡萄糖糖浆 10ml,冰醋酸 5ml,蒸馏水 20ml。

(5) 赫氏(Hoyer)配方:水合氯醛 200g,阿拉伯树胶 30g,纯甘油 20ml,蒸馏水 50ml。

(6) 贝氏(Berlese)配方:水合氯醛 160g,阿拉伯树胶 15g,葡萄糖糖浆 10ml,纯甘油 20ml,冰醋酸 5ml,蒸馏水 20ml。

(7) 洪氏(Hong)配方:水合氯醛 17g,阿拉伯树胶 20g,甘油 3ml,冰醋酸 3ml,蒸馏水 20ml。

2. 配法 上述 7 种配方的配制方法相同,均是将阿拉伯树胶放入烧瓶加水,置烧瓶于 50 ~ 80℃的水浴中,等树胶完全溶解后,加入水合氯醛,仍置于水浴中,等水合氯醛溶解并搅拌均匀后,依次加入其他成分,再搅拌,并用滤纸于皮氏漏斗中过滤,或静置等沉淀后,取上层澄清的胶液。阿拉伯树胶有块状、粒状和粉末之分,配制时应选用块状或粒状树胶。葡萄糖糖浆由 98g 葡萄糖溶化于 100ml 蒸馏水中制成。在标本封固前,可选用透明液如冬青油、甘油、液状石蜡等,也可专门配制洪氏透明液(洪氏透明液配方:阿拉伯树胶 8g,水合氯醛 80g,冰醋酸 4ml,甘油 12ml,蒸馏水 20ml)。

3. 用途 适用于在盖玻片下封固寄生虫标本。

4. 注意事项 盖氏与蒲氏两个配方适合于热带气候中的配制与应用,且特别适用在热带地方封制蚊子幼虫与蛹的标本。施氏配方与贝孟二氏配方适于温带气候中应用,且特别适用于温带地方封制螨类的标本。贝氏配方与赫氏配方一般用于封制螨类的标本。

(六) 埃氏(Heize)封固液

1. 配方 多聚乙醇 10g,水合氯醛 20g,蒸馏水 50ml,乳酸(82% ~ 95%)35ml,1.5% 苯酚溶液 25ml。

2. 配法 先将多聚乙醇和蒸馏水置于烧杯中煮沸,随即加入乳酸和甘油,混匀,冷至微温;另外把水合氯醛和 1.5% 苯酚溶液置于另一烧杯中溶解,待完全溶解后,最后抽滤。

3. 用途 适用于在盖玻片下封固寄生虫标本。

4. 注意事项 抽滤前,将此溶液加至微温溶液中搅拌。

(七) 蠕虫幼虫(helminth larvae)封固液

1. 配方 水合氯醛 35g,阿拉伯树胶 25g,甘油 12ml,蒸馏水 35ml,50% 葡萄糖糖浆 3ml。

2. 配法 先将阿拉伯树胶溶于蒸馏水中后,其余按上列次序加入。

3. 用途 适用于在盖玻片下封固蠕虫幼虫,制作永久玻片标本。

4. 注意事项 此液较稠,并且制片后不需要用白漆或其他药物封固盖片,操作也较简便。

(八) 辛氏(Singer)封固液

1. 配方 水合氯醛 125g,阿拉伯树胶 30g,山梨糖醇 20g,蒸馏水 50ml,甘油 30g。

2. 配法 先将阿拉伯树胶完全溶解于蒸馏水,然后加入水合氯醛和甘油,再过滤除渣。

3. 用途 适用于在盖玻片下封固寄生虫标本。

4. 注意事项 这是霍氏封固剂的改良配方,其优点在于山梨糖醇可防止玻片内水合氯醛产生重结晶。

(九) 水玻璃合剂(sodium silicate)封固液

1. 配方 矽酸钠(水玻璃)50 份,白陶土(高陵土)40 份,氧化锌(锌氧粉)9.5 份。

2. 配法 先将白陶土和氧化锌充分混匀,然后加入水玻璃中调匀即可。

3. 用途 本合剂为黏合剂,适用于标本缸封口。

4. 注意事项 白陶土和氧化锌粉越细越好,不宜使用颗粒状的氧化锌。调剂时最好将白陶土和氧化锌粉用铜丝筛过筛,并将两种粉粒充分混合。置混合粉于研钵中,再加入一定量的水玻璃,使其充分研和即可。封固时间一般为 24 小时,待水玻璃合剂凝固后才可移动标本缸,在操作过程中和水玻璃合剂凝固前,切勿使其被水打湿或沾染标本缸内的液体。

主要参考文献

1. 陈建平.王光西.人体寄生虫学彩色图谱.成都:四川大学出版社,2004

2. 李朝品.人体寄生虫学实验研究技术.北京:人民卫生出版社,2008

3. 李朝品.医学节肢动物学.北京:人民卫生出版社,2009

4. 李朝品,高兴政.医学寄生虫图鉴.北京:人民卫生出版社,2012

5. 乔继英,程彦斌.人体寄生虫学图谱.北京:人民卫生出版社,2002

6. 沈继龙.人体寄生虫学要点解析与实验指导.第2版.北京:人民卫生出版社,2006

7. 吴观陵.人体寄生虫学.3版.北京:人民卫生出版社,2005

8. 殷国荣.医学寄生虫学实验指导.北京:科学出版社,2004

9. John DT, Petri WA. Markell and Voge's Medical Parasitology. 9th ed. Amsterdam:ELSEVIER Inc,2006

10. Lawrence R Ash, Thomas C Orihel. Atlas of Human Parasitology. 5th edition. Chicago, Illinois,USA: American Society for Clinical Pathology press,2007

实验教学标本彩图

实验教学标本彩图是实验课标本观察与示教实验教学内容的一部分,这些彩图多由编写第二部分实验指导对应内容的作者提供,部分来源于同行专家馈赠和其他书刊(网络)。着眼当前有些院校的实验教学标本不足,学生实验教学的质量受到影响,作为弥补本实验指导教材中增加这部分内容,以满足实验教学的需要,各校可根据开设实验课的具体情况选用。实验教学标本彩图就是第二部分实验教学内容的插图,在编排上与第二部分实验内容一一对应,学生在上实验课时可单独阅读,也可将标本与彩图对照阅读,以促进人体寄生虫的形态鉴别要点的掌握,其中有些内容是要求学生必须掌握的,学生应根据本课程的要求认真学习,以达到巩固理论知识的目的。

实验一 叶足虫、鞭毛虫的彩色插图

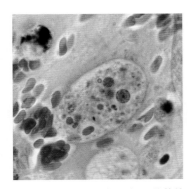

图 2-1-1 溶组织内阿米巴滋养体

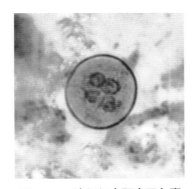

图 2-1-2 溶组织内阿米巴包囊

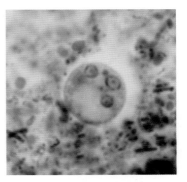

图 2-1-3 溶组织内阿米巴包囊

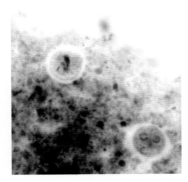

图 2-1-4 溶组织内阿米巴包囊

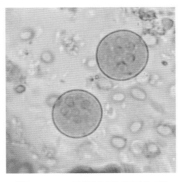

图 2-1-5 结肠内阿米巴包囊

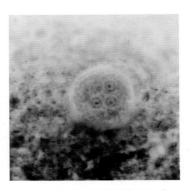

图 2-1-6 结肠内阿米巴包囊

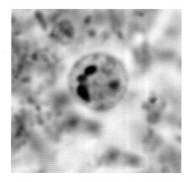

图 2-1-7　哈门内阿米巴包囊

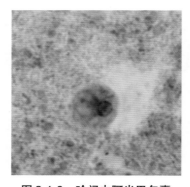

图 2-1-8　哈门内阿米巴包囊

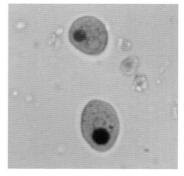

图 2-1-9　布氏嗜碘阿米巴包囊

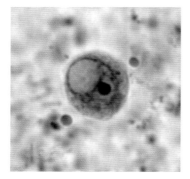

图 2-1-10　布氏嗜碘阿米巴包囊

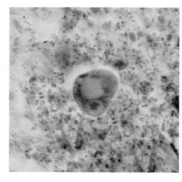

图 2-1-11　布氏嗜碘阿米巴包囊

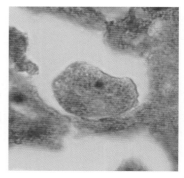

图 2-1-12　组织中齿龈内
阿米巴滋养体

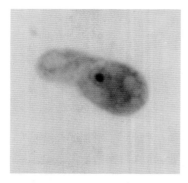

图 2-1-13　福氏耐格里属
阿米巴滋养体

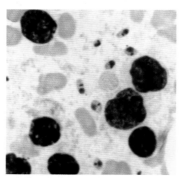

图 2-1-14　杜氏利什曼原虫
无鞭毛体

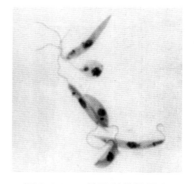

图 2-1-15　杜氏利什曼原虫
前鞭毛体

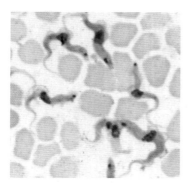

图 2-1-16　布氏冈比亚锥虫

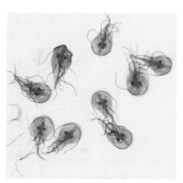

图 2-1-17　蓝氏贾弟鞭毛虫滋养体

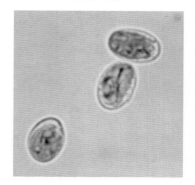

图 2-1-18　蓝氏贾弟鞭毛虫包囊

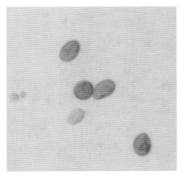

图 2-1-19　蓝氏贾弟鞭毛虫包囊

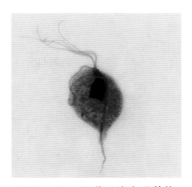

图 2-1-20　阴道毛滴虫滋养体

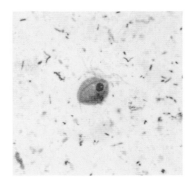

图 2-1-21　人毛滴虫滋养体

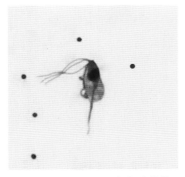

图 2-1-22　口腔毛滴虫滋养体

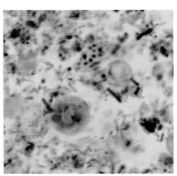

图 2-1-23　脆弱双核阿米巴滋养体

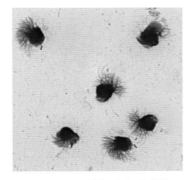

图 2-1-24　蠊缨滴虫滋养体

实验二　孢子虫 -1 的彩色插图

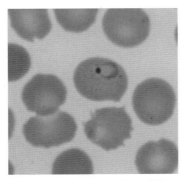

图 2-2-1　间日疟原虫环状体

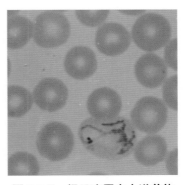

图 2-2-2　间日疟原虫大滋养体

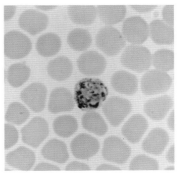

图 2-2-3　间日疟原虫
未成熟裂殖体

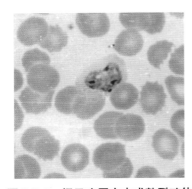

图 2-2-4　间日疟原虫未成熟裂殖体

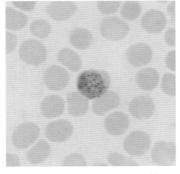

图 2-2-5　间日疟雄配子体

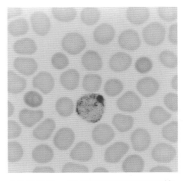

图 2-2-6　间日疟原虫雌配子体

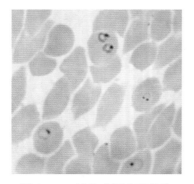

图 2-2-7　恶性疟原虫环状体

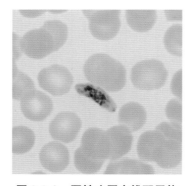

图 2-2-8　恶性疟原虫雄配子体

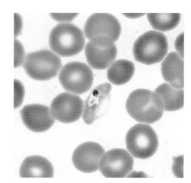

图 2-2-9　恶性疟原虫雌配子体

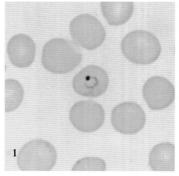

图 2-2-10　三日疟原虫环状体

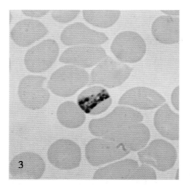

图 2-2-11　三日疟原虫大滋养体

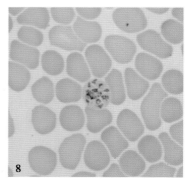

图 2-2-12　三日疟原虫成熟裂殖体

实验三　孢子虫 -2、纤毛虫的彩色插图

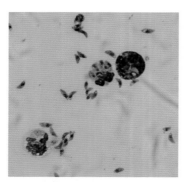

图 2-3-1　弓形虫假包囊

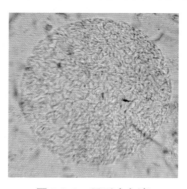

图 2-3-2　弓形虫包囊

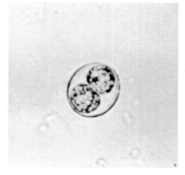

图 2-3-3　弓形虫卵囊

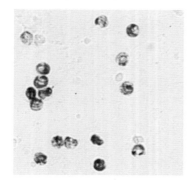

图 2-3-4　隐孢子虫卵囊

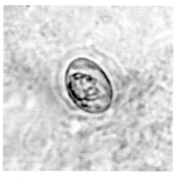

图 2-3-5　肉孢子虫肉孢子囊

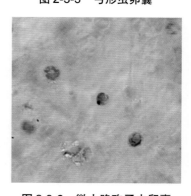

图 2-3-6　微小隐孢子虫卵囊

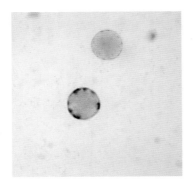

图 2-3-7　人芽囊原虫空泡型

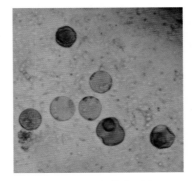

图 2-3-8　人芽囊原虫

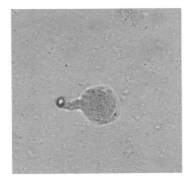

图 2-3-9　人芽囊原虫阿米巴型

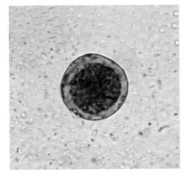

图 2-3-10　人芽囊原虫包囊型

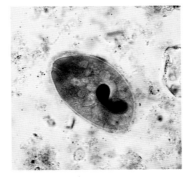

图 2-3-11　结肠小袋纤毛虫滋养体

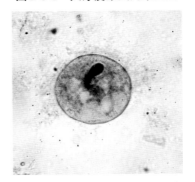

图 2-3-12　结肠小袋纤毛虫包囊

实验四　吸虫 -1 的彩色插图

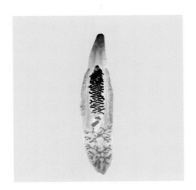

图 2-4-1　华支睾吸虫

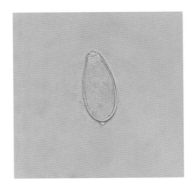

图 2-4-2　华支睾吸虫卵

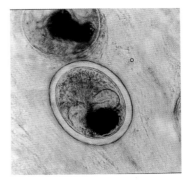

图 2-4-3　华支睾吸虫囊蚴

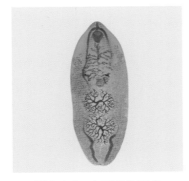

图 2-4-4　布氏姜片吸虫

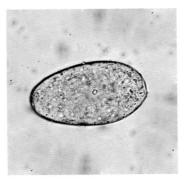

图 2-4-5　布氏姜片吸虫卵

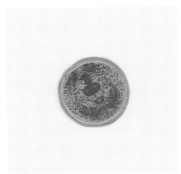

图 2-4-6　布氏姜片吸虫囊蚴

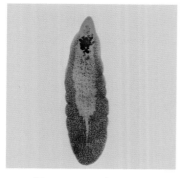

图 2-4-7　肝片形吸虫

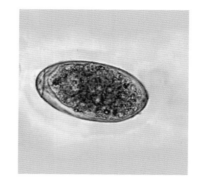

图 2-4-8　肝片形吸虫卵

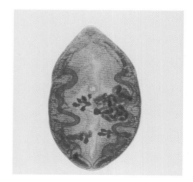

图 2-4-9　卫氏并殖吸虫

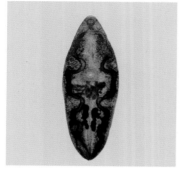

图 2-4-10　斯氏并殖吸虫

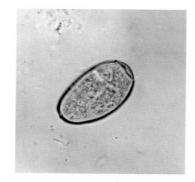

图 2-4-11　卫氏并殖吸虫卵

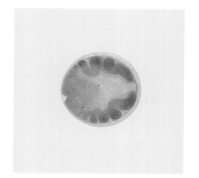

图 2-4-12　卫氏并殖吸虫囊蚴

实验五　吸虫 -2 的彩色插图

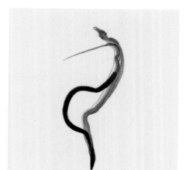

图 2-5-1　日本血吸虫雌雄合抱

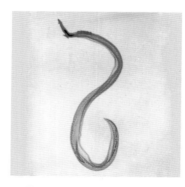

图 2-5-2　日本血吸虫雄虫

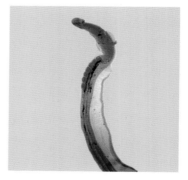

图 2-5-3　血吸虫雄虫睾丸

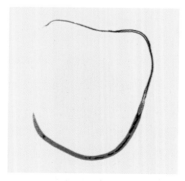

图 2-5-4　日本血吸虫雌虫

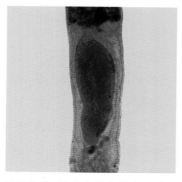

图 2-5-5　日本血吸虫雌虫受精囊

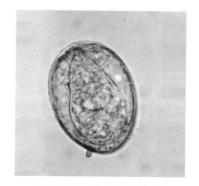

图 2-5-6　日本血吸虫卵

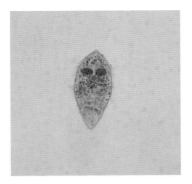

图 2-5-7 日本血吸虫毛蚴

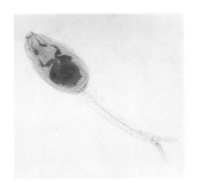

图 2-5-8 日本血吸虫尾蚴

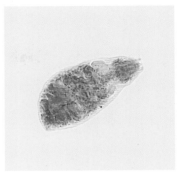

图 2-5-9 日本血吸虫皮肤型童虫

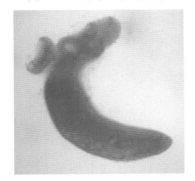

图 2-5-10 日本血吸虫肝门型童虫

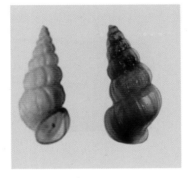

图 2-5-11 湖北钉螺

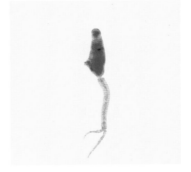

图 2-5-12 毛毕属吸虫尾蚴

实验六 绦虫的彩色插图

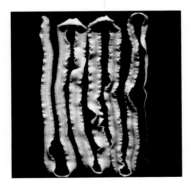

图 2-6-1 曼氏迭宫绦虫

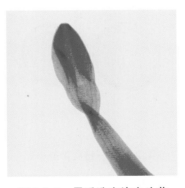

图 2-6-2 曼氏迭宫绦虫头节

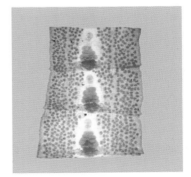

图 2-6-3 曼氏迭宫绦虫成节和孕节

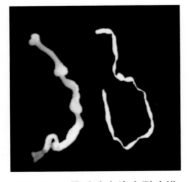

图 2-6-4 曼氏迭宫绦虫裂头蚴

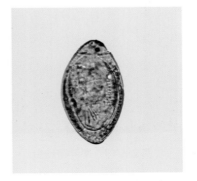

图 2-6-5 曼氏迭宫绦虫卵

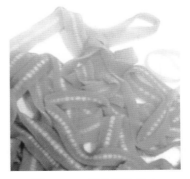

图 2-6-6 阔节裂头绦虫

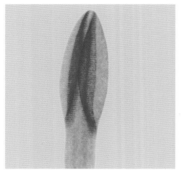

图 2-6-7　阔节裂头绦虫头节

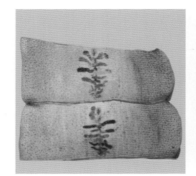

图 2-6-8　阔节裂头绦虫成节

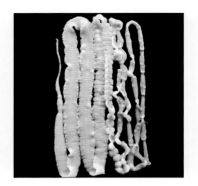

图 2-6-9　链状带绦虫成虫

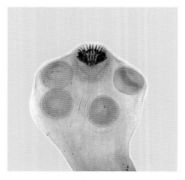

图 2-6-10　链状带绦虫头节

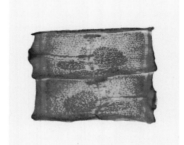

图 2-6-11　链状带绦虫成节

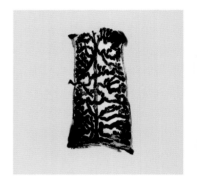

图 2-6-12　链状带绦虫孕节

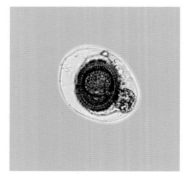

图 2-6-13　链状带绦虫卵（完整虫卵）

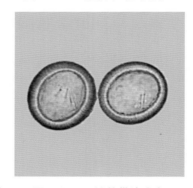

图 2-6-14　链状带绦虫卵

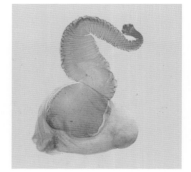

图 2-6-15　猪囊尾蚴

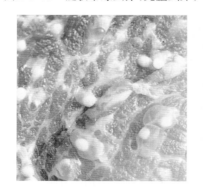

图 2-6-16　猪囊尾蚴寄生猪肉（米猪肉）

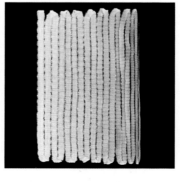

图 2-6-17　肥胖带绦虫

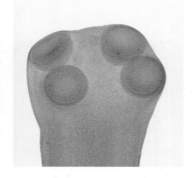

图 2-6-18　肥胖带绦虫头节

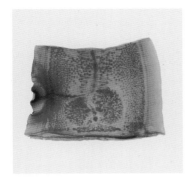

图 2-6-19　肥胖带绦虫成节

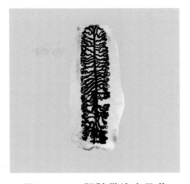

图 2-6-20　肥胖带绦虫孕节

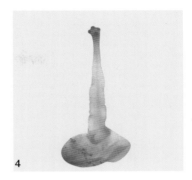

图 2-6-21　牛囊尾蚴

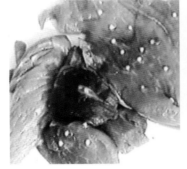

图 2-6-22　牛囊尾蚴寄生牛肉（米牛肉）

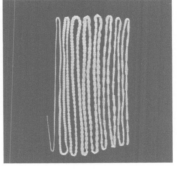

图 2-6-23　亚洲带绦虫成虫

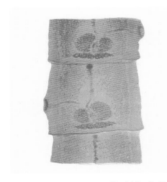

图 2-6-24　亚洲带绦虫头节

图 2-6-25　亚洲带绦虫成节

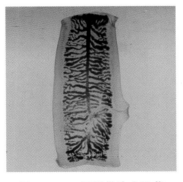

图 2-6-26　亚洲带绦虫孕节

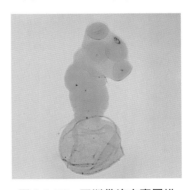

图 2-6-27　亚洲带绦虫囊尾蚴

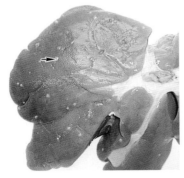

图 2-6-28　亚洲带绦虫囊尾蚴寄生猪肝脏

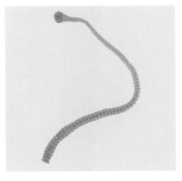

图 2-6-29　微小膜壳绦虫成虫

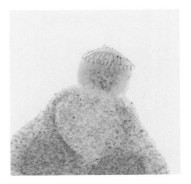

图 2-6-30　微小膜壳绦虫头节

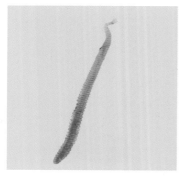

图 2-6-31 缩小膜壳绦虫成虫

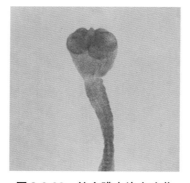

图 2-6-32 缩小膜壳绦虫头节

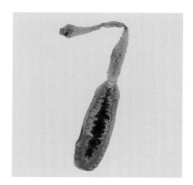

图 2-6-33 细粒棘球绦虫成虫

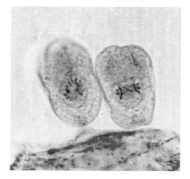

图 2-6-34 细粒棘球绦虫原头蚴

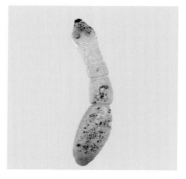

图 2-6-35 多房棘球绦虫成虫

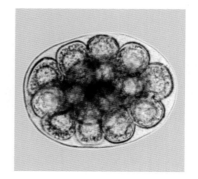

图 2-6-36 犬复孔绦虫卵

实验七 线虫 -1 的彩色插图

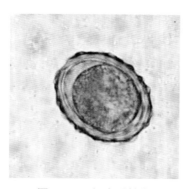

图 2-7-1 蛔虫受精卵

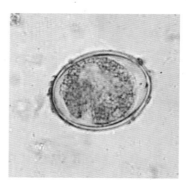

图 2-7-2 脱蛋白质膜蛔虫受精卵

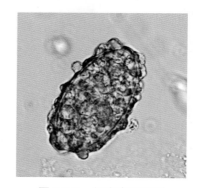

图 2-7-3 蛔虫未受精卵

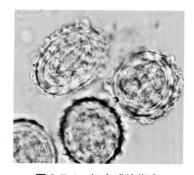

图 2-7-4 蛔虫感染期卵

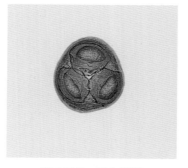

图 2-7-5 蛔虫唇瓣

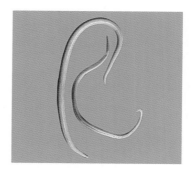

图 2-7-6 蛔虫成虫

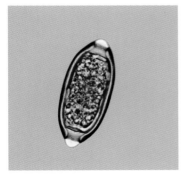

图 2-7-7　鞭虫卵

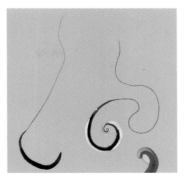

图 2-7-8　鞭虫成虫

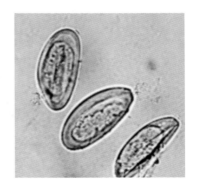

图 2-7-9　蛲虫卵

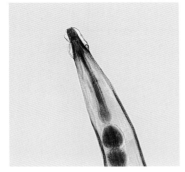

图 2-7-10　蛲虫前端

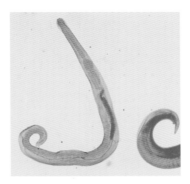

图 2-7-11　蛲虫成虫

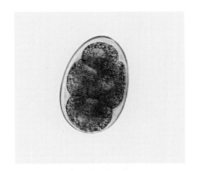

图 2-7-12　钩虫卵

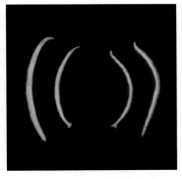

图 2-7-13　两种钩虫成虫

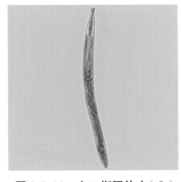

图 2-7-14　十二指肠钩虫（♀）

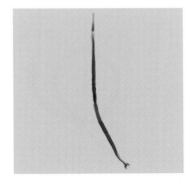

图 2-7-15　十二指肠钩虫（♂）

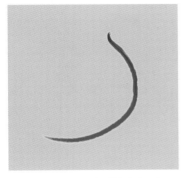

图 2-7-16　美洲钩虫（♀）

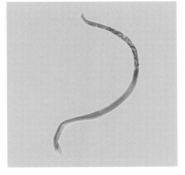

图 2-7-17　美洲钩虫（♂）

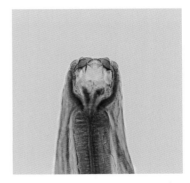

图 2-7-18　十二指肠钩虫口囊

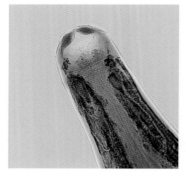

图 2-7-19　美洲钩虫口囊

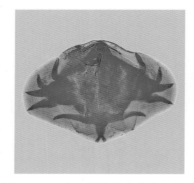

图 2-7-20　十二指肠钩虫交合伞（♂）

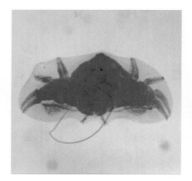

图 2-7-21　美洲钩虫交合伞（♂）

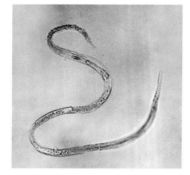

图 2-7-22　粪类圆线虫（人痰液中）

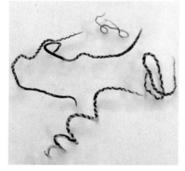

图 2-7-23　广州管圆线虫

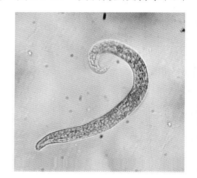

图 2-7-24　广州管圆线虫 I 期幼虫

实验八　线虫 -2 的彩色插图

图 2-8-1　旋毛虫（♀）

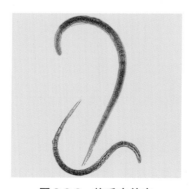

图 2-8-2　旋毛虫幼虫

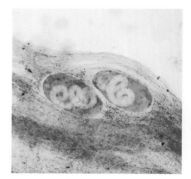

图 2-8-3　旋毛虫囊包

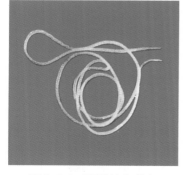

图 2-8-4　班氏丝虫成虫

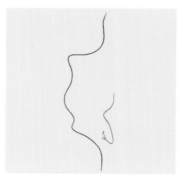

图 2-8-5　马来丝虫成虫

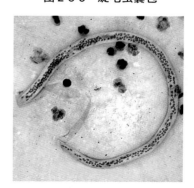

图 2-8-6　班氏丝虫微丝蚴

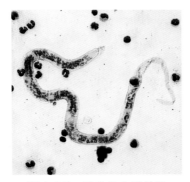

图 2-8-7　马来丝虫微丝蚴

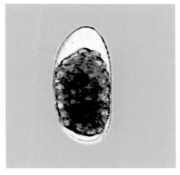

图 2-8-8　东方毛圆线虫卵

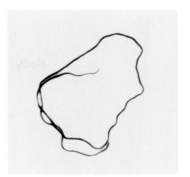

图 2-8-9　美丽筒线虫

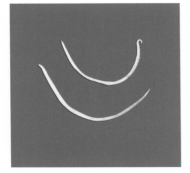

图 2-8-10　结膜吸吮线虫

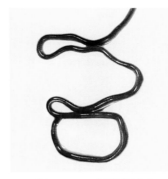

图 2-8-11　肾膨结线虫

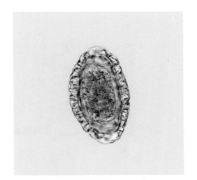

图 2-8-12　肾膨结线虫卵

实验九　医学节肢动物（昆虫）的彩色插图

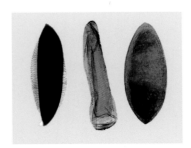

图 2-9-1　蚊卵
按蚊（左）、库蚊（中）、伊蚊（右）

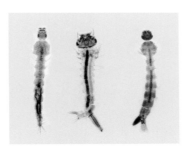

图 2-9-2　蚊幼虫
按蚊（左）、库蚊（中）、伊蚊（右）

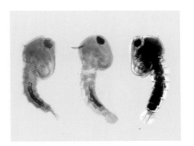

图 2-9-3　蚊蛹
按蚊（左）、库蚊（中）、伊蚊（右）

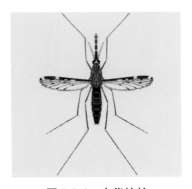

图 2-9-4　中华按蚊

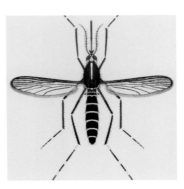

图 2-9-5　白纹伊蚊

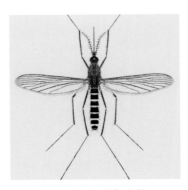

图 2-9-6　淡色库蚊

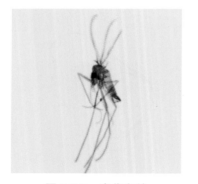

图 2-9-7　中华白蛉

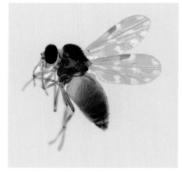

图 2-9-8　蠓

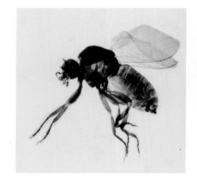

图 2-9-9　蚋

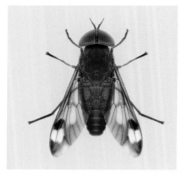

图 2-9-10　虻

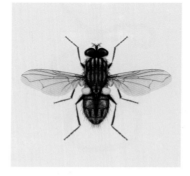

图 2-9-11　家蝇

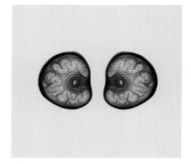

图 2-9-12　家蝇幼虫后气门

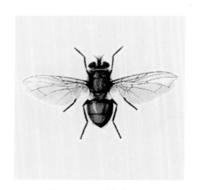

图 2-9-13　丝光绿蝇

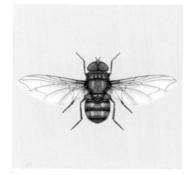

图 2-9-14　大头金蝇

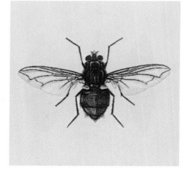

图 2-9-15　巨尾阿丽蝇

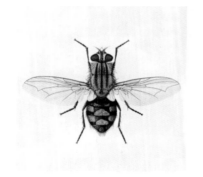

图 2-9-16　麻蝇

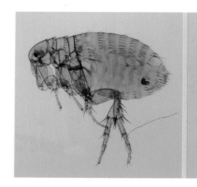

图 2-9-17　蚤 左(♀)右(♂)

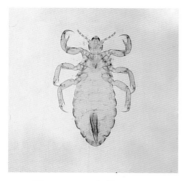

图 2-9-18 人体虱(♂)

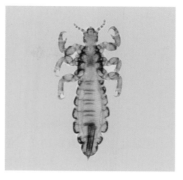

图 2-9-19 人头虱(♂)

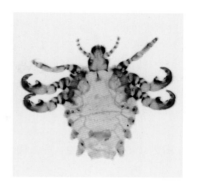

图 2-9-20 耻阴虱(♀)

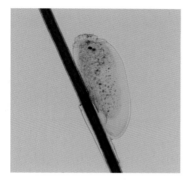

图 2-9-21 人头虱卵

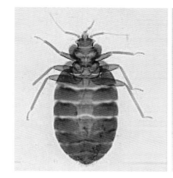

图 2-9-22 温带臭虫 左(♀)右(♂)

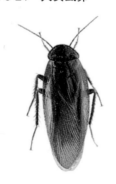

图 2-9-23 蜚蠊成虫

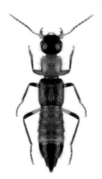

图 2-9-24 毒隐翅虫

实验十 医学节肢动物(蜱螨)的彩色插图

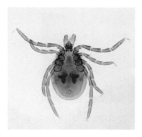

图 2-10-1 全沟硬蜱
成虫(♂)

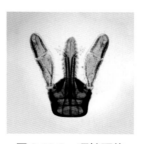

图 2-10-2 硬蜱颚体

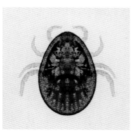

图 2-10-3 波斯锐缘蜱

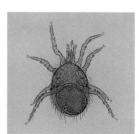

图 2-10-4 格氏血厉螨

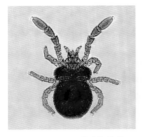

图 2-10-5　恙螨成虫

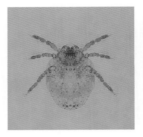

图 2-10-6　恙螨幼虫

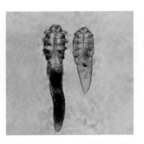

图 2-10-7　毛囊蠕形螨
和皮脂蠕形螨

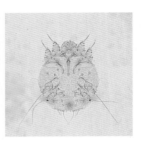

图 2-10-8　人疥螨成虫

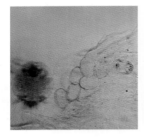

图 2-10-9　疥螨卵
（皮肤隧道）

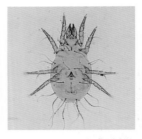

图 2-10-10　腐食酪螨

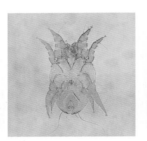

图 2-10-11　粉尘螨

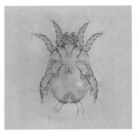

图 2-10-12　屋尘螨

实验十一　综合实验的彩色插图

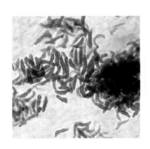

图 2-11-8　疟原虫子孢子

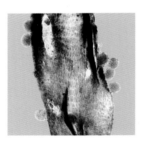

图 2-11-10　疟原虫蚊
胃壁卵囊

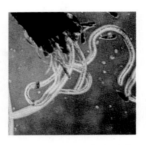

图 2-11-12　丝虫感染期
幼虫从蚊喙逸出

实验十二　创新实验的彩色插图

图 2-12-2　旋毛虫肌幼虫

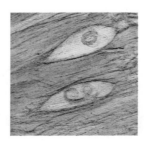

图 2-12-3　旋毛虫幼虫囊包

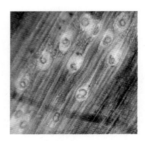

图 2-12-4　肌肉中的旋毛虫幼虫囊包

（李朝品汇编）